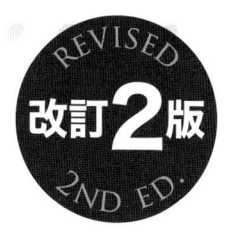

人間ドック健診 フォローアップ ハンドブック

編著
小川 哲平
［相模原中央病院顧問］
田村 政紀
［PL東京健康管理センター顧問］

中外医学社

●**執筆者**（執筆順）

田村 政紀	PL東京健康管理センター顧問
津下 一代	あいち健康の森健康科学総合センターセンター長
木村　穣	関西医科大学健康科学センター教授
樫原 英俊	PL東京健康管理センター指導課室長
勝川 史憲	慶應義塾大学スポーツ医学研究センター教授
猿田 享男	慶應義塾大学名誉教授
小川 哲平	相模原中央病院顧問
鈴木 隆史	東京医科大学臨床検査医学講座准教授
福武 勝幸	東京医科大学臨床検査医学講座教授
田内 一民	順天堂大学静岡病院特任教授
西﨑 泰弘	東海大学医学部基盤診療学系健康管理学教授，東海大学東京病院副院長
大野　仁	PL東京健康管理センター副所長
山根 禎一	東京慈恵会医科大学循環器内科准教授
髙橋 敦彦	日本大学医学部総合検診センター医長
久代 登志男	日本大学医学部総合健診センター所長，教授
寺本 民生	帝京大学臨床研究センターセンター長
河盛 隆造	順天堂大学大学院（文科省事業）スポートロジーセンターセンター長
大野 岩男	東京慈恵会医科大学総合診療内科教授

細谷 龍男	東京慈恵会医科大学慢性腎臓病病態治療学講座教授
中島 英明	田村クリニック腎・高血圧内科
内田 俊也	帝京大学医学部内科学教授
中島 信幸	東海大学医学部外科学系泌尿器科
寺地 敏郎	東海大学医学部外科学系泌尿器科教授
光宗 皇彦	財団法人淳風会健康管理センター名誉センター長
桑島　章	PL東京健康管理センター診療部長
杉野 吉則	慶應義塾大学病院予防医療センター長（医学部教授）
太田 修二	帝京大学医学部内科学
江口 研二	帝京大学医学部内科学教授
齊藤 英子	東京電力病院婦人科科長
青木 大輔	慶應義塾大学医学部産婦人科学教授
馬場 紀行	東京共済病院乳腺科部長
篠原 幸人	国家公務員共済組合連合会立川病院顧問
百渓 尚子	東京都予防医学協会内分泌科部長
菱沢 利行	藤間病院理事長
小口 芳久	水町クリニック院長
小川　郁	慶應義塾大学医学部耳鼻咽喉科教授

改訂2版の序

　2011年に創刊された本書は，日本人間ドック学会と日本総合健診医学会がそれぞれによって行われていた専門医制度が統合され，人間ドック健診専門医制度となったのに合わせて，「人間ドック健診フォローアップハンドブック」と書名を変更した．また各学会によるガイドラインの改訂により，新ガイドラインに従って執筆をお願いし，2014年第2版を刊行した．

　人間ドック，健診の目的は，ハイリスク状態や疾患を早期に発見し，事後指導により保健指導，二次健診，受診勧奨を行い，健康増進，疾病予防，早期発見・早期治療をはかるものである．フォローアップを行うことにより，継続的な生活習慣の改善や疾病の予防，早期治療の実施が確実になると思われる．

　人間ドック，健診の究極の目的である，健康増進，健康寿命の延伸をはかるには，事後指導，保健指導，フォローアップを重視して行うことに尽きるといえる．

　本ハンドブックが人間ドック，健診施設等の予防医学に携わる皆様に広く活用されることを望む次第である．

　　　　　2014年1月

　　　　　　　　　　　　　　　　　　　　　　　　　　編者　識

序

　今般,「健診・人間ドックフォローアップ ハンドブック」という少し長い表題の本を中外医学社から出版することになりました.

　総合健診,または人間ドックと題した本はいろいろの出版社から何冊も出版されています.しかし総合健診,または人間ドックの検査を受け,何らかの異常所見があった場合,その仔細についてフォローアップして,さらに精密検査のどれをどのようにとりあげればよいかという,親切なかかりつけの医師のような立場に立って指導がなされています.次にはどのような医療施設で精密検査をすべきかを各専門家により本書には回答されています.

　本書は3名の専門家による総論と,30名の各専門家による各論が記載されています.この本を読むと受診者の不安や迷いが解決されるという意味で,本書の価値は大きいと信じます.

　どこかで健診を受けはしたが,そのことで生じる迷いが本書で解決の道が示されるものと思います.

　本書を健康問題解決のよすがとされることをお奨めします.

　　　　2011年1月

　　　　　　　　　　　　　　　　　　　　　聖路加国際病院理事長
　　　　　　　　　　　　　　　　　　　　　日野原　重明

目 次

I. 総論 　1

1. ドック健診のフォローアップの意義 〈田村政紀〉 　2
   A. ドック健診のフォローアップ 　3
2. 健診・人間ドックのフォローアップにおける保健指導 　〈津下一代〉 　7
   A. フォローアップにおける保健指導の役割 　7
   B. フォローアップ保健指導の効果 　8
   C. 効果的なフォローアップ保健指導のポイント 　10
   D. 保健指導者が，フォローアップで得られるもの 　14
3. 予防医学としての健診・人間ドック結果の有効利用 〈木村　穣〉 　15
   A. 現状の健診データ管理の問題点 　15
   B. 健診後の運動指導 　16
   C. 予防医学としての健診データの一元化，継続管理の有用性 　18

II. 各論 　21

1. 健診後のフォローアップの実務 〈樫原英俊〉 　22
   A. フォローアップの実務 　22
2. BMI異常（肥満とやせ）のフォローアップ 〈勝川史憲〉 　27
   A. 肥満 　27
   B. やせ，体重減少 　31

3. 高血圧と低血圧のフォローアップ ……………〈猿田享男〉 33
   A. 高血圧および低血圧のフォローアップにおける
      血圧の測定法 ………………………………………… 33
   B. 高血圧患者の初診時から降圧薬開始までの期間の
      フォローアップ ……………………………………… 34
   C. 降圧薬服用中の高血圧患者のフォローアップ ………… 36
   D. 低血圧の血圧フォローアップ ……………………… 37
4. 貧血, 赤血球増加症のフォローアップ …………〈小川哲平〉 38
   A. 貧血 ………………………………………………… 38
   B. 赤血球増加症 ………………………………………… 42
5. 白血球減少症, 白血球増加症のフォローアップ〈小川哲平〉 45
   A. 白血球減少症 ………………………………………… 45
   B. 白血球増加症 ………………………………………… 47
6. 血小板減少症, 血小板増加症のフォローアップ
      …………………………………………〈鈴木隆史 福武勝幸〉 52
   A. 血小板減少症のフォローアップ …………………… 52
   B. 血小板増加症のフォローアップ …………………… 56
7. CRPと赤沈値異常のフォローアップ …………〈田内一民〉 59
   A. CRP ………………………………………………… 59
   B. 赤沈 ………………………………………………… 64
   C. CRPと赤沈 ………………………………………… 66
   D. 異常をみたとき ……………………………………… 67
8. 肝機能障害のフォローアップ ……………………〈西﨑泰弘〉 69
   A. 健診・人間ドックでみられる肝障害の原因 …………… 70
   B. 健診で行われる肝機能検査とフォローアップに
      必要な基礎知識 ……………………………………… 71
9. ウイルス性肝炎検査異常のフォローアップ ……〈大野 仁〉 78
   A. 持続感染者の抽出と必要検査 ……………………… 78
   B. HBV自然史と経過観察 …………………………… 79

C．HCV自然史 …………………………………… 80
　　　D．治療 ……………………………………………… 80
　　　E．B型慢性肝炎の治療 …………………………… 80
　　　F．C型慢性肝炎の治療 …………………………… 82
　　　G．肝がんサーベイランス ………………………… 83
10．心電図検査異常のフォローアップ …………〈山根禎一〉 86
　　　A．心室性期外収縮（PVC） ……………………… 86
　　　B．心房細動 ………………………………………… 87
　　　C．Brugada症候群 ………………………………… 90
11．負荷心電図異常のフォローアップ〈髙橋敦彦　久代登志男〉 94
　　　A．運動負荷心電図 ………………………………… 94
　　　B．運動負荷試験成績からのフォローアップ …… 96
　　　C．冠攣縮性狭心症における負荷心電図 ………… 98
12．脂質異常症のフォローアップ ………………〈寺本民生〉 99
　　　A．脂質異常症の診断基準 ………………………… 99
　　　B．相対リスクから絶対リスクへ ………………… 100
　　　C．動脈硬化性疾患の包括的管理 ………………… 102
　　　D．高リスク病態 …………………………………… 102
　　　E．脂質異常症のフォローアップ ………………… 104
13．動脈硬化検査異常のフォローアップ ………〈寺本民生〉 107
　　　A．頸動脈超音波検査 ……………………………… 107
　　　B．動脈脈波速度（PWV） ………………………… 107
　　　C．血管内皮機能検査 ……………………………… 109
　　　D．CT ………………………………………………… 110
　　　E．危険因子の判断 ………………………………… 110
14．糖代謝検査異常のフォローアップ …………〈河盛隆造〉 112
　　　A．糖尿病の診断基準 ……………………………… 113
　　　B．糖のながれを考えよう ………………………… 115

　　　　C. いつまでも軽症でいるために—早期からの厳格な
　　　　　　血糖コントロールの重要性— ……………………… **116**
15. 高尿酸血症のフォローアップ ……… 〈大野岩男　細谷龍男〉 **118**
　　　　A. 高尿酸血症の定義 ……………………………………… **118**
　　　　B. 高尿酸血症と高血圧・腎障害との関連 …………… **118**
　　　　C. 高尿酸血症に対する対策 ……………………………… **119**
16. 電解質・BUN・クレアチニン・GFR異常の
　　フォローアップ ……………………… 〈中島英明　内田俊也〉 **125**
　　　　A. 電解質異常と対応 ……………………………………… **125**
　　　　B. BUN，クレアチニン，GFRの異常 ………………… **132**
17. 尿所見異常（内科疾患）のフォローアップ
　　　　………………………………………〈中島英明　内田俊也〉 **135**
　　　　A. どの尿を検査すべきか ………………………………… **135**
　　　　B. 一般検査項目 …………………………………………… **136**
18. 尿所見異常（泌尿器科疾患）のフォローアップ
　　　　………………………………………〈中島信幸　寺地敏郎〉 **142**
　　　　A. 血尿の疫学 ……………………………………………… **142**
　　　　B. 尿検査のポイント ……………………………………… **142**
　　　　C. 顕微鏡的血尿をきたす疾患 …………………………… **143**
　　　　D. 顕微鏡的血尿の診断 …………………………………… **144**
　　　　E. フォロー ………………………………………………… **145**
19. PSA異常のフォローアップ ………… 〈中島信幸　寺地敏郎〉 **149**
　　　　A. PSAとは？ ……………………………………………… **149**
　　　　B. PSA値の評価 …………………………………………… **149**
　　　　C. どのような患者に精査を勧めるべきか …………… **152**
　　　　D. PSAフォロー計画 ……………………………………… **152**
　　　　E. 患者指導〜前立腺がんを予防することはできるのか？〜 … **154**
20. 便潜血反応陽性のフォローアップ ……………〈光宗皇彦〉 **156**
　　　　A. 便潜血検査 ……………………………………………… **156**

	B.	2日法 ………………………………………………………	156
	C.	便潜血反応の問題点 ……………………………………	157
	D.	事後管理 ……………………………………………………	157
	E.	精密検査 ……………………………………………………	158
21.	腹部超音波検査異常のフォローアップ ………〈桑島　章〉	160
	A.	膵の囊胞およびその関連疾患 ……………………………	160
	B.	その他の腹部超音波所見のフォローアップ ……………	163
	C.	腹部超音波がん健診基準 ………………………………	164
22.	上部消化管 X 線検査異常のフォローアップ ……〈杉野吉則〉	166
	A.	食道 ………………………………………………………	166
	B.	胃 …………………………………………………………	168
23.	胸部 X 線写真および胸部 CT 異常影のフォローアップ	
		…………………………………〈太田修二　江口研二〉	172
	A.	胸部単純写真フォローのポイント ………………………	172
	B.	胸部 CT 画像でのフォローアップのポイント ………	174
	C.	無気肺への対応と気管支鏡検査 ……………………	176
	D.	喀痰細胞診と穿刺細胞診 ……………………………	176
	E.	気管支鏡検査による生検で診断がつかなかった場合 …	176
24.	子宮頸がん検診異常のフォローアップ	
		……………………………〈齊藤英子　青木大輔〉	178
	A.	子宮頸がんの自然史 ……………………………………	178
	B.	標本の適正・不適正 ……………………………………	178
	C.	ベセスダシステム 2001 での分類 ……………………	180
	D.	ベセスダシステムは記述式の報告書である ……………	183
25.	乳がん検診異常のフォローアップ ……………〈馬場紀行〉	185
	A.	女性疾患における乳がんの現状 ……………………	185
	B.	乳腺検診に用いられる検査法 ……………………………	185
	C.	乳がん検診から診断までのながれ ……………………	186

26. 頭部 MRI・MRA 異常のフォローアップ ………〈篠原幸人〉 191
    A. 無症候性脳梗塞のフォローアップ ………………………… 191
    B. 大脳白質病変のフォローアップ …………………………… 192
    C. 無症候性脳出血のフォローアップ ………………………… 194
    D. 無症候性頭蓋内脳動脈狭窄のフォローアップ …………… 194
    E. 無症候性頸部動脈狭窄・閉塞のフォローアップ ……… 195
    F. 未破裂脳動脈瘤のフォローアップ ………………………… 196
27. 甲状腺疾患への対応 ……………………………〈百溪尚子〉 198
    A. 診断へのアプローチ ………………………………………… 198
28. 骨密度検査異常のフォローアップ―骨検診（骨粗鬆症検診）
    とフォローアップ― ……………………………〈菱沢利行〉 205
    A. 骨検診の目的とフォローアップについて ………………… 205
    B. 骨検診とフォローアップに必要な項目 …………………… 206
    C. 骨検診の結果に基づくフォローアップについて ……… 209
29. 視力・眼圧・眼底検査異常のフォローアップ …〈小口芳久〉 212
    A. 視力 …………………………………………………………… 212
    B. 眼圧 …………………………………………………………… 213
    C. 眼底検査 ……………………………………………………… 213
30. 聴力検査異常のフォローアップ ………………〈小川　郁〉 217
    A. 選別聴力検査 ………………………………………………… 217
    B. 純音聴力検査 ………………………………………………… 218
    C. 難聴の程度 …………………………………………………… 219
    D. 難聴の障害部位 ……………………………………………… 219
    E. フォローアップ ……………………………………………… 221

索　引 ………………………………………………………………… 223

I

総論

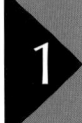# ドック健診のフォローアップの意義

▶はじめに

　本書のタイトルを「人間ドック健診フォローアップハンドブック」とした．

　総合健診も人間ドックも予防医学という立場で，似たようなことを行い，同じように位置づけされるが，スタートは全く違い，予防医学を実践する基本理念も違っていた．「人間ドック」は日本オリジナルなもので，昭和29（1954）年に国立第一病院と聖路加国際病院でスタートした．保険診療の病気の人の診療や検査にまじって，自由診療の人間ドックの検査を行うもので，病院スタッフや機器の有効利用という面が強い．以前は1週間の病院宿泊ドックであったが，次第に宿泊日数が短くなり，現在では1泊2日が主流となっている．「総合健診」はアメリカ発祥のもので，病院とは全く別のものとしてスタートした．自動分析機とコンピュータをつなぎ，数時間で検査を終了し，結果説明も受けて1日で終了する．アメリカ発祥の総合健診が日本へ紹介され，昭和45（1970）年に東芝健診センターとPL東京健康管理センターが日本で最初の健診センターとしてスタートした．日本へ紹介された当初は「自動化健診」と称したが，後に発展的に改称して「総合健診」となった．

　病院スタッフや機器の有効利用という観点とは完全に別の考え方でできた総合健診には，厳しい施設条件が課せられている．厳しい精度管理，健診フロアーは病気の人と同居しないというフロアーの独立性，自動分析機とコンピュータシステムをもち，1日で健診を終了する．健診当日，医師が受診者個々に結果説明を行う（当日面接），などの特徴がある．

　別の考え方でスタートした総合健診と人間ドックは，病院のコンピュータや自動分析機の導入によって，両者の内容が外見上接近していることは確か

である．

　本書で，総合健診と人間ドックの両者のフォローアップをとりあげるが，両者をいちいち総合健診と人間ドックと称せず，「ドック健診」とよぶことにしたい．

A　ドック健診のフォローアップ

　ふつうフォローアップというと，何か異常があった受診者に対し，その後どうなったかをフォローすることを指す．大学病院の内科病棟医であった筆者は，昭和53（1978）年に現在のPL東京健康管理センター所長へと転身し，今年で33年になる．予防医学の第一線で得た経験を通し，「健診を行ったその日だけが健診でない」，「健診で教えられたことを次の健診までの間に日常生活に応用することが大切なので，健診から次の健診までの間も広い意味での健診」と考え，いまや信念となっている．また，予防医学は臨床医学と違って自由診療であり，「サービス」が大きな意味をもっている．したがってドック健診で何もひっかからなかったという受診者に対しても，次の健診までの間に変わったことがないかお尋ねするということにもフォローアップの大切さや意味がある．

　筆者はフォローアップを3つのタイプに分けて考えている．

---

1. ドック健診で何も問題なかった受診者へのフォローアップ
2. ドック健診で病的と考えないが，軽度の異常所見がある受診者へのフォローアップ
3. ドック健診で病的所見があり，精査や治療を必要とする受診者へのフォローアップ

　通常フォローアップといえば2と3が対象となるが，受診者へのサービス，顧客満足という点から1も非常に大切と考えている．

1. ドック健診で何も異常がなかった受診者へのフォローアップ

　ドック健診が自由診療であるだけに，保険診療の臨床医学と比べて，はるかに受診者の好感度，受診者の満足度，サービス充足という要素が重要な意味をもち，ドック受診者の再受診率を高め，ひいては健診センターの経営安定をもたらす．そのためドック健診当日何も異常がなかった受診者に対しても，次のドック健診までの間に少なくとも1回は「何かお変わりありませんか」，「お尋ねになりたいことはありませんか」，「お困りのことはありませんか」などのコンタクトをとることが大切．次の健診までの間にも，「この健診センターがついていて下さる」という気持ちをもっていただくことが大切である．この実践ができれば健診センターの質を高めると同時に，営業政策上の利点も大きい．そのための人手は惜しんではならない．

2. ドック健診で病的といえないが，軽度の異常所見がある受診者へのフォロー

　このグループの対象者はいわゆるグレーゾーンの対象者で，予防医学で受け持つ一番大切なグループである．ドック健診の受診者は，一見健康な方々ばかりである．病的といえないが軽度の所見がある時，生活改善の指導をし，病的所見にならないよう未然に防ぐことが，ドック健診の大きな役目である．そのため次の健診までの間に，軽い異常所見の程度によって生活改善を実践されているか，生活改善の効果がどうであるかをこまめにフォローアップする必要がある．症状がない軽度の異常では，生活改善の動機づけが薄かったり，慣れてしまったり，忘れられたりすることが多い．こまめなフォローアップによって，そのたびに再び生活改善の動機づけをすることができ，ドック健診の受診効果を表すことができる．このグループの受診者は病院やクリニックの対象外であるため，このグループへのフォローアップによって健康管理のお役に立つことは，予防医学に携わる者の責任でもある．異常所見の種類によって，それぞれフォローアップの仕方やフォローの間隔が違ってくるが[1,2]，フォローアップの人手と時間を惜しんではならない．それぐらい大切な問題である．

3. ドック健診で病的所見があり，精査や治療を必要とする受診者のフォロー

　ドック健診受診の目的の1つに「死につながる病気がないか見つけて欲しい」という願いがある．その願いに応えねばならないのがこのグループである．人間ドックは病院で行われるので，病的所見があり精査や治療が必要なときは，病院の各科へ紹介するのが筋道である．問題は病院附属でない独立の総合健診の場合，どこへどう紹介するかが問題であり，その紹介の仕方によって感謝され，健診センターへの信頼が深まる．

　病院附属でない独立の健診センターでは，健診当日や，次の健診までの間に医療相談があり，しかるべき病院や専門医へ紹介を頼まれることは必ず起こる．紹介の際，単に「外来担当先生」とだけ書くより，○○先生と指名して依頼するほうがはるかに受診者の安心感が違う．そのため，健診センターの医師やスタッフは，ふだんから臓器ごとの専門医の所属病院の情報を収集しておく必要がある．私どもの施設では，次の健診までの間に，受診者から電話相談があった時，その受診者の健診結果はどうであったか，どういう指導をしたか，どういう会話がされたかについて，当方の情報を集めるのにフォローアップ課の保健師や栄養士がカルテ庫やフィルム庫へ飛んで行って資料を持ってくるのに時間がかかり，その間受診者との電話が途切れたり，長くお待たせすることが多いことに反省させられ，健診およびクリニックのデータを一元化するとともに完全電子化した．いろんな医療相談を受けたとき，手元のパソコン画面で，話しながらデータを見ることができるようにし，フォローアップの効率が格段によくなった．受診者に満足してもらい，受診者サービスを充実させるために必要なことである．システム整備に多額の資金を必要とするのが問題だが，フォローアップを充実させ，受診者に満足してもらい，再受診率を高め，健診センターとしての質を高め，経営を安定させるためには必要な経費ではある．

▶ おわりに

　予防医学におけるフォローアップは，ドック健診当日の検査や指導に優るとも劣らない重要な問題である．ドック健診者が自由診療の予防医学である

だけに，受診者に信頼され，受診者の満足を得て，再受診率が高まることが不可欠である．フォローアップの人手と時間を惜しんではならないと思う．それぞれの施設がフォローアップのあり方，考え方に知恵と工夫を働かせていると思うが，フォローアップの重要性を再認識して，各施設の発展と経営安定を願うものである．

■文献
1) 田村政紀. 会員制 AMHTS におけるフォローアップ. 日本自動化健診学会誌. 1980; 2: 7.
2) 田村政紀, 他. 会員制 AMHTS におけるフォローアップの実際. 日本自動化健診学会誌. 1983; 4: 10.

〈田村政紀〉

2 健診・人間ドックのフォローアップにおける保健指導

A フォローアップにおける保健指導の役割

　健診・人間ドックの目的は，自覚症状が顕在化していない段階で臨床検査を行うことにより疾病やハイリスク状態を発見し，保健指導や受診勧奨（二次検査を含む），経過観察などを行うことによって，疾病の予防，改善，重症化防止をはかるものである[1]．健診後の保健指導だけでは十分な効果が得られない場合や的確な判断が困難な場合に，フォローアップとしての保健指導を実施することになるが，具体的には次のような状況がある．

　生活習慣病健診では検査値異常の程度や経年変化に応じて，食事や運動，喫煙，飲酒などの生活習慣改善指導を行うが，通常一度だけの保健指導で生活習慣改善に結びつくことは難しく，適切なフォローアップを行うことにより，その効果を高めることができる．メタボリックシンドロームを対象とした特定保健指導においては，初回支援だけでなく，フォローアップを組み入れた継続支援を行うことにより，予防効果を高めることをねらっている[2]．高血圧，糖尿病，脂質異常症などに関する学会ガイドラインでは，検査値異常が軽度〜中等度で，併存するリスクが軽度かつ少数の場合には，薬物治療をすぐに行うのではなく，まずは生活習慣改善のための保健指導を行うことを推奨している．その場合には1〜3カ月後にフォローアップ検査を行い，生活習慣改善による検査値改善効果を判定したうえで，目標に達しない場合には薬物治療を考慮すべきであるとしている．「標準的な健診・保健指導プログラム（改訂版）」[3]においては，検査値のレベルに応じてフォローアップを組み入れる文例集を提示している．このように，生活習慣病健診におけるフォローアップは重要な役割を期待されている．

　また，生活習慣病以外の健診項目においても，検査値異常の程度が軽度で

あるために一度の検査結果だけでは治療の必要性を判断することができず，経過観察を行う場合もある．このような場合には前回値と合わせて判断し，次回の健診までの経過観察か，さらなる経過観察（○カ月後にフォローアップ）が必要か，すぐに治療が必要か，などの方針を立て，それに基づいた保健指導を行う．

さらには，治療や精密検査が必要とされる段階ではあるが，本人の意思ですぐには受診を希望しない場合もある．この場合には比較的短期間後にフォローアップの機会を設け，前回健診結果と合わせて再度説明し，適切な受診行動につなげるように働きかける．

このように健診後のフォローアップにはさまざまな状況が存在するが，本項ではとくに生活習慣病に対するフォローアップの保健指導に焦点をあてて記述することとしたい．

B フォローアップ保健指導の効果

糖尿病，高血圧，脂質異常症，メタボリックシンドロームなどの生活習慣病では，受診者の行動変容と検査値の改善をめざして，食事や運動，禁煙などの生活習慣改善についての保健指導を行う．フォローアップの有無により，検査データの改善や疾病発症抑制などの効果に差がみられたという実践報告が学会などで多く発表されており，無作為割り付けによるRCT研究ではないにしても，フォローアップ保健指導の有用性を示唆するものといえる．

特定保健指導を例にとると，体重減少の程度は動機づけ支援よりも積極的支援のほうが大きく，フォローアップが充実するにつれて減量効果が大きくなる．当センターが実施した特定保健指導〔平成20（2008）年度分〕でみると，支援回数の多い積極的支援では平均2.8kg減量できたのに対し，動機づけ支援では1.9kg減にとどまった（表1）．「体重の4％減量」が確認できた人の割合も，積極的支援のほうが良好であった．国保や共済などの一般的な職場では支援方法による差がとくに顕著にみられたが，会社ぐるみでメタボキャンペーンを行った健保では動機づけ支援においても良好な結果が得られた．このことは特定保健指導とポピュレーションアプローチとの相乗効果

表1 特定保健指導における6カ月後の体重減少の状況
（平成20年度愛知県健康づくり振興事業団特定健診・特定保健指導支援室実施分）

		対象者数	体重減少(kg)平均値	体重4%減達成数（割合）	フォローアップの密度	継続支援平均ポイント	ポピュレーションアプローチ（環境）
	全体	1000人	2.5±3.6***	389人 (38.9%)			
	積極	616人	2.8±3.8***	271人 (44.0%)		213P	
	動機	384人	1.9±3.3***	118人 (30.7%)			
	180P	387人	2.8±3.7***	156人 (40.3%)	○		
	300P	144人	3.4±3.4***	88人 (61.1%)	◎		
国保	全体	231人	2.0±4.2***	98人 (42.4%)			
国保	積極	120人	2.8±9.1***	70人 (58.3%)	◎	300P	△
国保	動機	111人	1.1±2.9***	28人 (25.2%)	△		△
健保	全体	593人	3.0±3.6***	252人 (42.5%)			
健保	積極	423人	2.9±3.7***	177人 (41.8%)	○	188P	○
健保	動機	170人	3.0±3.0***	75人 (44.1%)	△		○
共済	全体	176人	1.5±3.1***	39人 (22.2%)			
共済	積極	73人	2.2±3.3***	24人 (38.9%)	○	180P	△
共済	動機	103人	1.0±2.8***	15人 (14.6%)	△		△

***$p<0.001$　Wilcoxonの符号付順位検定

[※1] フォローアップの密度：◎6カ月間で300ポイント以上の濃厚なフォロー，○180ポイントの中等度フォロー，△フォローなし
[※2] ポピュレーションアプローチ：○啓発，環境づくり活動が熱心，△通常の一般的な啓発のみ

と考えられる．したがって，ポピュレーションアプローチが不十分な環境では，とくにフォローアップ保健指導の必要性が高いものと考えられる．

さらに健診1年後の効果について検証してみたところ，特定保健指導積極的支援参加者においては翌年の健診において検査データ改善が確認できたのに対し，フォローアップの機会がなかった対照群では変化がみられなかった（図1，2）．対照群では有意ではないもののトリグリセライド，空腹時血糖，HbA1cの悪化傾向も認めたことから，1度だけの結果説明または書面での健診結果の返却による生活習慣病予防効果は限定的ではないかと考えられる．

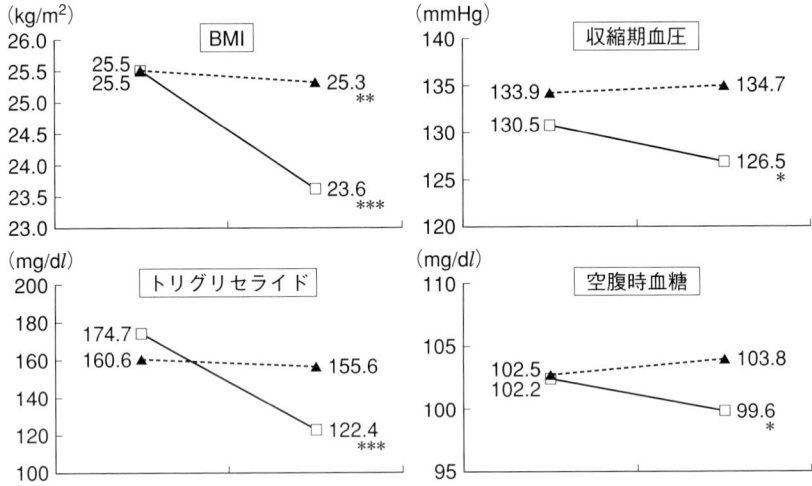

対照群：2年連続健診受診者より．性・年齢，BMIをマッチングして無作為抽出
群内の前後健診データ比較，Wilcoxon符号付順位検定，
*: p＜0.05，**: p＜0.01，***: p＜0.001

図1 保健指導参加群と対照群の1年後比較（国保）
参加群　n＝ 56　男性18例，女性38例，59.3±5.5歳
対照群　n＝108　男性35例，女性73例，59.1±5.3歳

C 効果的なフォローアップ保健指導のポイント

　以上のように，健診後のフォローアップによって保健指導効果を高めることが可能であるが，どのようなフォローアップが有効かについては行動科学的見地から検討されている．米国 Diabetes prevention program（DPP）では，保健指導のスケジュールや大まかな内容を示すとともに，本人と指導者の好みや進行状況に応じて選択できる tool box を設定，自由度をもたせた内容となっている[4]．

　そこで，これまでの保健指導プログラム分析結果や地域・職域，健診・医療機関における保健指導の経験を踏まえ，効果的なフォローアップのポイントについて考察したい（図3）[5,6]．

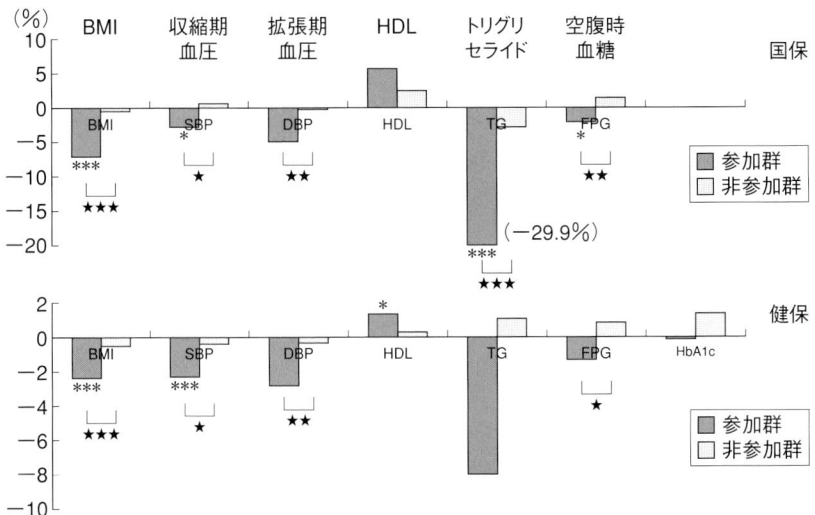

群内の前後健診データ比較，Wilcoxon符号付順位検定，*: p＜0.05，**: p＜0.01，***: p＜0.001
群間（参加/対照）の差の検定，Wilcoxon符号付順位検定，★: p＜0.05，★★: p＜0.01，★★★: p＜0.001

図2 保健指導参加群と非参加群の1年後比較（検査データの変化率）
非参加群：2年連続健診受診者より．性，年齢，BMIをマッチングして無作為抽出
上段：国保加入者　（参加群　n＝56：59.3±5.5歳，非参加群：n＝108）
下段：健保被扶養者（参加群　n＝320：48.1±5.4歳，非参加群：n＝426）

1. 本人に考える時間と「お試し」体験を提供する

　行動変容の主役は本人であり，「自分自身の健康維持・改善のために，何か行動を起こそう」という気持ちを引き出すことが大切である．しかしながら短時間の初回の保健指導では説明を重視してしまい，本人が自分自身の生活を振り返って改善策を立てることが難しい場合も少なくない．すぐに行動目標が立てられない場合に「○○しましょう」と押しつけて決定を急ぐのではなく，いくつかの選択肢を提示したうえで「次回までに，あなたができそうなことを何か発見してきてください」と促したり，いくつかの行動を体験（「お試し」）してもらうなど，フォローアップ保健指導を組み合わせることによって，本人にじっくり考える時間を提供することができる．

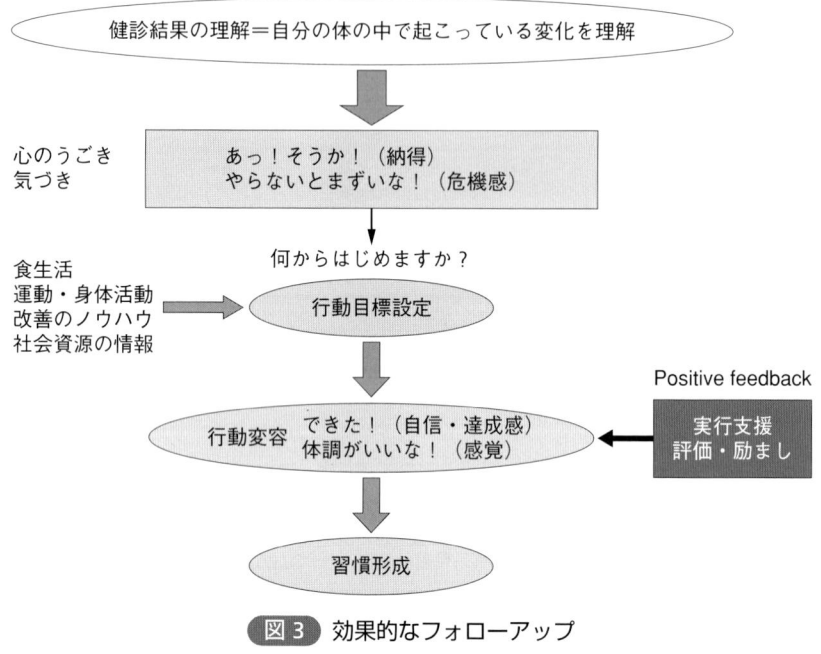

図3　効果的なフォローアップ

2. 短期的な目標を設定する

「生活習慣を変えるのは難しい」と考えている人が多いので,「一生続ける」,「来年の健診まで続ける」という遠い期日の目標よりも,「今日・明日からできること」「ひと月先の減量目標」など期間を限定して心理的な負担感を軽減すると,目標設定につながりやすい.健診後の保健指導の際にフォローアップの約束をしておくことは,短期的な目標をもつことにつながり,「まず,3カ月間,がんばってみよう!」というように動機づけを強化することができる.

3. 疑問に答える

健診後の保健指導では専門用語が次々に出てきて,理解が不十分であることが少なくない.フォローアップ時には,ぜひ本人の疑問を確認したい.

「疑問」は本人の関心事であることが多く，それを解決することによって急に行動変容が起きる場合がある．たとえば，無関心期を装っていた人が，疑問が解けたとたんに準備期をとびこえて実行期に移行する例を経験したこともあるのではないだろうか．

4. 適切なフィードバック・励ましを行う

　自分なりの方法が合っているのかどうかわからない，実行しているのだけれど体重が減らないなどの状況に陥ると自己効力感が低下し，行動の中断につながる．そのため，とくに健診後の保健指導（行動変容の開始）から1〜2カ月間以内は心理的に不安定な時期であることを認識して励ましの支援を行い，不安を解消するように努める．体重や歩数の記録などをつけている場合には，行動の可否を確認する前に，まず本人の努力をねぎらいたい．

5. 行動目標を修正する

　健診後の保健指導で，指導者にすすめられて立てた目標が実行できないことがある．このような「暫定的に」立てた目標を現実的に達成可能な目標へ修正することも大切である．セルフモニタリングの記録で，実施率が低い項目については，

　　どのような状況の場合に実施しにくいのか…

　　そのような場合には，ほかにどのような方法があるのか…

などについて話し合い，現実的に7〜8割実施可能な行動目標へと修正していく．

6. 薬物治療併用などの方針決定

　フォローアップ時に行動変容がみられない場合，または本人はがんばっているのに行動変容に結びつかずデータが改善しない場合には，薬物治療併用の判断が必要になることもある．このような場合にも本人の意欲を損ねることなく，生活習慣改善をしていることの重要性を伝えたい．薬物治療で血圧，血糖を下げるだけでは，心血管疾患の発症抑制につながらない，という報告

も増えてきた[7]．薬物治療を開始しても，これまでの生活習慣改善の努力が大切であることをしっかりと伝えるべきである．

D 保健指導者が，フォローアップで得られるもの

　健診後の保健指導だけを実施している保健指導者は，自分の保健指導の効果を確認することができず，「やりっぱなし」に陥りやすい．フォローアップすることで，前回の保健指導方法を振り返り，よりよい方法を考えていくことができる．

　フォローアップの保健指導を行うことによって，対象者の行動変容を目の当たりにした新人保健指導者が，自分の仕事に自信と誇りをもち，自らの保健指導技術の課題を知ることができたと話している．フォローアップ保健指導によって保健指導者も育つのである．

■文献
1) Evaluation of the U.S. Preventive Services Task Force Recommendations for Clinical Preventive Services Final Report. http://www.ahrq.gov/about/evaluations/uspstf/
2) 津下一代．生活習慣の改善: 特定保健指導. In: 健診・人間ドックハンドブック．改訂5版．東京: 中外医学社; 2013.
3) 標準的な健診・保健指導プログラム（平成25年4月）．東京: 社会保険出版社; 2013.
4) Diabetes Prevention Program Research Group. 10-Year follow-up of diabetes incidence and weight loss in the Diabetes Prevention Program Outcomes Study. Lancet. 2009; 374: 1677-86.
5) 津下一代. In: 糖尿病のための行動変容．東京: 健康・体力づくり事業財団; 2006.
6) 津下一代. In: 相手の心に届く保健指導のコツ．東京: 東京法規出版; 2007.
7) The NAVIGATOR Study Group. Effect of nateglinide on the incidence of diabetes and cardiovascular events. N Engl J Med. 2010. DOI: 10.1056/NEJMoa 1001122.

〈津下一代〉

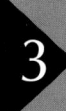 # 予防医学としての
健診・人間ドック結果の有効利用

▶はじめに

　健診は悪性疾患や生活習慣病の早期発見，早期治療においては非常に有用であり，またそのフォローアップは重要である．同時に，本来はより健康であるための予防医学としてもっと積極的に利用されるべきデータでもあるが，多くの健診現場では疾患としてのデータ管理が主であり，予防の面からの積極的なデータ活用は少ないのが現状である．そこで本稿では，予防医学としての健診・人間ドックフォローアップの今後の方向性につき述べる．

A　現状の健診データ管理の問題点

　多くの健診機関では電子データとして健診結果を保管し，健診結果の履歴データも同時に表示し，経過がわかるように工夫されている．しかし，その評価が不十分で，数値データやグラフ化にとどまり，結局経年的な変化の臨床的意味を見出せていないのが現状である．その理由として，悪性疾患，生活習慣病，メタボリックシンドロームなどの診断に重きをおき，予防としての概念が少ないため正常範囲内の変化であれば診断や指導ロジックにかからないことがあげられる．また体重や血圧の経年的変化もその個人のライフスタイルの変化（転職，退職，家庭，住居環境など）の変化と関連づけるデータが乏しく，大きな時系列での変化を捉えきれていないのが現状である．また電子データも医療機関や健診機関同士の連携は少なく，受診機関が異なるとデータ蓄積が寸断されることが多い．

　以上のことより，現状では健診データの予防医学としての有効利用は十分でないと考えられる．同時に，経年的健診データの有効解析手段として，健診データの一元管理が重要であり，サーバー管理による保存，評価が有用となる[1]．

B 健診後の運動指導

予防医学として健診データの有効活用を考える場合,医師とともに食事,運動など生活習慣の指導や管理を行うコメディカルスタッフとの情報共有が重要となってくる[2].運動指導においては,多くの健診,医療機関が実際の運動現場を有しておらず,具体的な運動指導,運動療法は外部の機関に依頼する必要がある(図1).しかし,この場合も,医療として,すなわち健診後のフォローアップとしての運動指導となると,医師の運動処方箋による運動指導,運動療法となる.ここでの問題は,健診結果や運動処方箋を発行する医療機関とフィットネスクラブとの情報連携である(図2).また,運動処方に関しては,運動負荷試験に基づいて処方される場合が少なく,健診側も具体的な運動処方の作成が困難なことが多い.さらに,せっかく運動負荷試験を施行し運動処方を作成しても,フィットネスクラブ側にその処方箋の意味が理解できるトレーナーが少ないことも問題となっている[3].

これら情報連携の問題は,前述の健診データのクラウド化(注)により,健

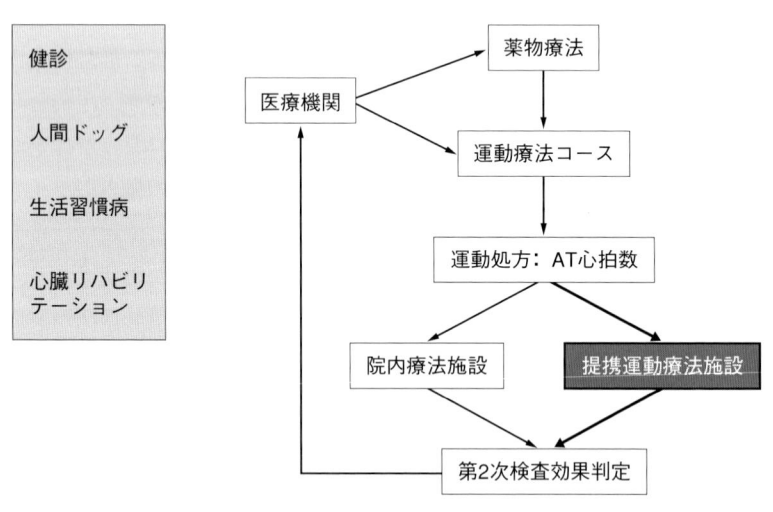

図1 健診結果に基づく運動療法システム

3. 予防医学としての健診・人間ドック結果の有効利用　17

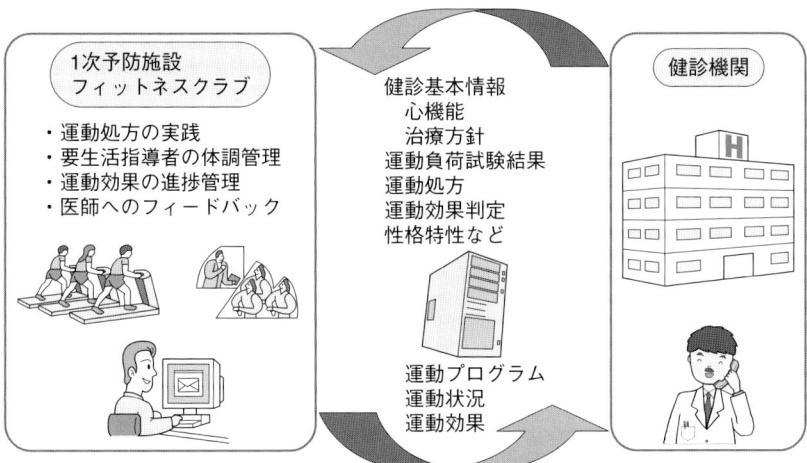

図2 健診機関とフィットネスクラブとの運動療法連携

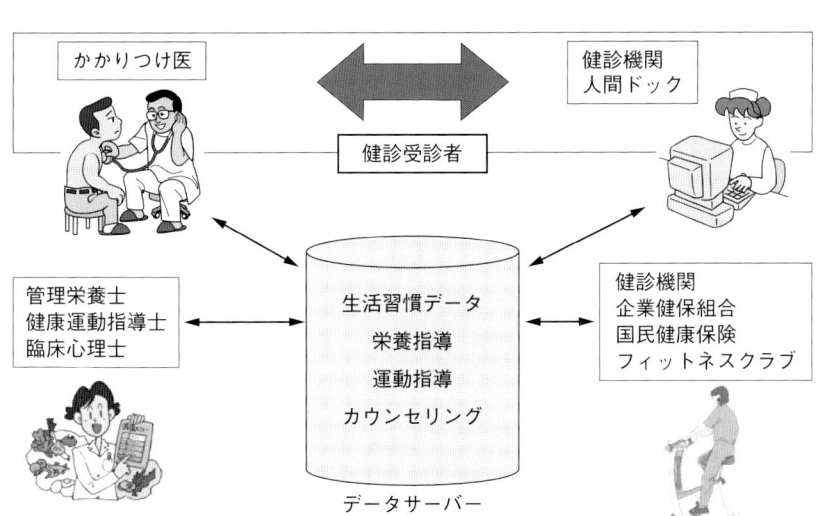

図3 健診データのサーバー化による生活習慣病介入システム
　　　Web MAPS システム（Web and Mobile Assist Personal Support システム）
関西医科大学健康科学センターが開発した生活習慣病に対する食事・運動・心理アドバイスを専門スタッフが管理する双方向健康管理システム

診機関からフィットネスクラブなどへの必要なデータの抽出，共有が可能となり，健診データの有効利用，予防医学への貢献が可能となる（図3）．

C 予防医学としての健診データの一元化，継続管理の有用性

　健診データは，医療機関のみならず，フィットネスクラブなどでの運動指導時の運動目的の確認，フォローアップにおける数値改善経過などのフィットネス現場との共有により，運動，栄養での行動変容のモチベーションが強化，維持され，減量や運動の維持に有用である．また，行動変容において，日常での体重や歩数，血圧の経時的な記録が，セルフモニタリングとして重要であるが，最新のIT技術の結果，在宅での体重，歩数，血圧も自動記録されサーバーに登録可能となり，受診者は基本的に体重計に乗り，歩数計を付けているだけで自動的にデータの評価がフィードバックされ，結果として行動医学的なセルフモニタリングの実行が受動的に可能となるシステムまで現在構築されている[4]．また，疾患の発症時や，疾患の治療記録などもPHR（Personal Health Record）としてサーバー管理されるため，個人の予防から疾患の治療まで一貫した医療サービスの提供が可能となる（図4）．

　ここで，この予防医学的フォローアップにおいて重要なことは，行動変容を伴うフォローアップが重要であることである．すなわち，疾患の早期発症の場合，検査のタイミングや他の検査との併用のポイントが重要となってくるが，予防医学としてのフォローアップにおいては，検査のタイミングよりその後の行動変容への介入が重要となる．しかし，この予防的行動変容介入は決して容易ではない．なぜなら多くの受診者は，行動医学上無関心ステージであることが多く，また行動変容の実行，維持においても困難なことが多い．ここで重要なことは，対象者のライフスタイルのチェックおよび行動記録によるセルフモニタリング，その結果に基づく適切なフィードバックである．行動医学において，セルフモニタリングの実行は，認知の修正，自己効力感の向上に有用であり，体重や歩数，食事の記録は有用である[5]．しかし，健診結果にて明確な疾患ではなくその前駆状態，もしくは健康の維持，予防となると，自発的なセルフモニタリングの維持は容易ではない．このことが，

3. 予防医学としての健診・人間ドック結果の有効利用　19

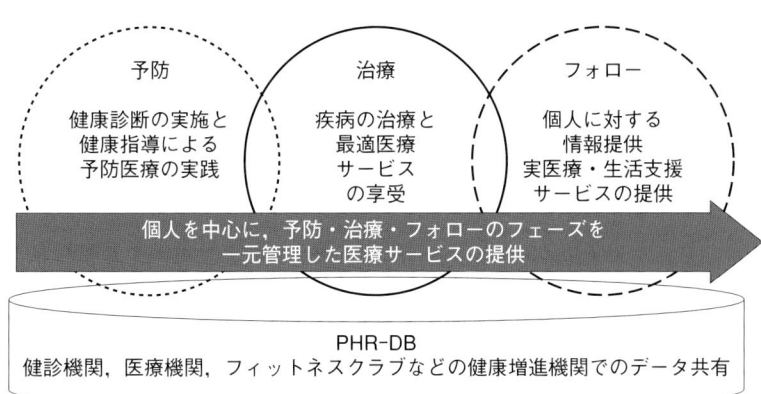

図4　健診・人間ドックデータのクラウド化

　今まで健診後の予防医学としての積極的介入に水を差していたと思われる．しかしIT時代の現代テクノロジーが，この憂鬱を吹き飛ばし始めている．すなわち，ITによるホームヘルスケア，在宅遠隔監視が可能となり，在宅での体重，歩数，血圧などの経時的連続データが，健診後のフォローアップデータとして取得可能となってきた．これらの在宅での経時的連続データは疾患の管理のみではなく，予防医学としても非常に有用であるエビデンスが確認されている[6]．詳細は紙面の都合で割愛するが，在宅での体重や歩数，血圧などの生体データの記録を自動的にサーバーに登録し，指導者の監視，メールなどによるフィードバックにより，有効な行動変容に導くことが可能となってきた（図5）．

　以上，予防医学としての健診・人間ドック結果の有用性，今後の展開について述べた．今後予防医学として健診医学が進化するためには，これらITテクノロジーの利用と，行動医学的健診データの解析，フィードバックシステムの構築が重要である．

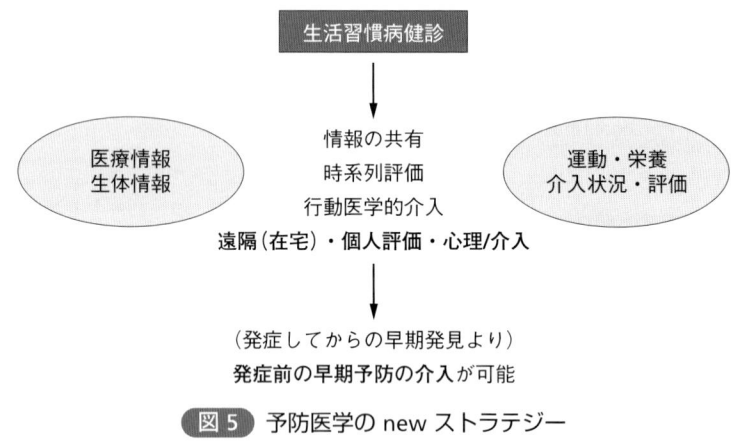

図5 予防医学の new ストラテジー

注)クラウド化
　ネットワークを通じ，様々な部署，機関などからのデータを統合化し，新たなデータベースを構築し，より有効なデータ利用を試みる IT 技術の形態．

■文献
1) 木村　穣．生活習慣病に対する新しいアプローチ．臨床スポーツ医学．2008; 125: 97-173.
2) 木村　穣．運動指導と認知行動療法．臨床スポーツ医学．2009; 26: 353-7.
3) 木村　穣．関西メディカルフィットネスネットワーク．治療 増刊号．2008; 1020-6.
4) 木村　穣，岩坂壽二．30 歳からの冠動脈疾患の予防戦略のあり方．In: 冠動脈疾患の New Concept. 東京; 中山書店; 2006. p.254-63.
5) Saito H, Kimura Y, Tashima S, et al. Psychological factors that promote behavior modification by obese patients. Bio Psycho Social Medicine. 2009; 3: 1-9.
6) 経済産業省健康情報活用基盤構築のための標準化及び実証事業．ホームヘルスケア創造コンソーシアム，平成 21 年度成果報告書．2009. 79-81.

〈木村　穣〉

II

各 論

1 健診後のフォローアップの実務

▶はじめに

　人間ドック・総合健診（ドック健診）は，受診当日の検査や検査結果の説明をもって終了するものではない．健診の結果は次回の健診までの健康管理の指針として活かされる必要がある．健診結果に問題点があれば，問題解決に向かって健康行動を適切に起こすよう健診施設としてサポートする必要がある．したがって，受診者に対して，次回の健診までの間に，何らかの手段をもってフォローアップを行わなければならない．フォローアップを行うことにより，未受診の健診者に受診行動を起こさせる動機づけになれば，健診が健康管理に活かされることになる．また，フォローアップを行うことにより，受診結果や治療経過を把握することができ，次回以降の健診時の診察や検査結果の解釈，精密検査指示などの参考資料として活かすことができる．このような点からもフォローアップは重要である．

　本項では，健診後のフォローアップ業務の実務について概説する．なお，健診後の生活習慣についての保健指導もフォローアップに含まれるが，これについては他項をご参照頂きたい．

A フォローアップの実務

1. 対　象

　各施設における健診後のフォローアップの密度は各施設の方針やフォローアップに従事する担当者の構成によって決められる．すべての受診者に対して，次の健診までの間にフォローアップを行うのが理想であるが，一部の健康ニーズに絞ってフォローアップを行うという考え方もある．筆者の所属するPL東京健康管理センター（以下，当センター）では，生活習慣病などの予防・早期発見・早期治療について最大の効果を発揮できるよう，医療機関

を受診する必要がある要再検査以上の健診者に絞って手紙や電話を用いてフォローアップを行っている．

2. 内　容

フォローアップの内容を対象者ごとに分けて記述する（表 1）．

① 正常，準正常，経過観察：正常，準正常，経過観察と判定された健診者に対するフォローアップは，健診終了時の医師による面接における指導が大切である．次回ドック受診時までの健康生活のなかで，健康上の問題が生じた時にはいつでも相談できる受け入れ態勢を整えておき，気軽に相談するよう指導を行う．その態勢をもってフォローアップを行っている．

② 再検査以上：健診時に問題点があり，医療機関への受診が必要な健診者に対しては，その問題点の解決に向けて，本人が受診行動を適切に起こしているかどうかを確認し，受診済みであれば受診結果，経過の把握を行う．未受診であれば，再度受診勧奨を行う．また，他の医療機関と連携して，受診の予約や結果の照会などを行うこともある．

表 1　PL 東京健康管理センターにおけるフォローアップの対象と内容

判定区分	フォローアップ内容
正常	・健診時の面接指導において，次の健診までに気になる症状や変化があれば，健診施設に連絡を入れるように指導し，連絡があればその健康ニーズに合わせて健康相談を行う
準正常	
経過観察	
要再検査	・受診行動の確認 ・受診済みであれば受診結果，経過の把握 ・未受診であれば再度受診勧奨 ・他医療機関との連携
要精密検査	
要治療	
治療継続	
要精密検査（至急）	・悪性腫瘍を疑う所見や重症度の高い疾病が疑われる健診者が対象 ・内容は要再検査以上の健診者と同様 ・早期に，厳重にフォローアップを行い，確実に受診行動につなげる

③要精密検査（至急）：悪性腫瘍を疑う所見や，重症度の高い疾病が疑われる場合には早急に精密検査や治療が必要となるので，そのような健診者に対するフォローアップの体制は，通常のフォローアップよりさらに濃密に行う．詳細は後述する．

3. フォローアップまでの期間

フォローアップまでの期間の設定は，異常項目の重要性や医師の裁量，健診施設の方針，フォローアップを担当する人員の構成などによって決められる．当センターでのフォローアップは再検査以上の健診者に対して，おおむね2カ月程度の期間を設定している．2カ月という期間の設定には明確な根拠はないが，健診後の受診行動開始から受診結果の把握までの期間は経験上2カ月程度を要するものと考え，それ以上は未受診の場合を考慮して設定した．なお，健診時の判定で医師から受診時期の指定がある場合には，当然その時期を配慮した期間の設定を行っている．

4. 具体的なフォローアップの方法

当センターでの具体的なフォローアップの方法を記述する．前述した通り，当センターは健診後，要再検査以上の健診者に対して，フォローアップを行っている．

フォローアップの対象者は，対象となる所見とともにデータベースに登録する．フォローアップの時期がきたらデータベースの中からリストアップをして，すでに当センターもしくは他の医療機関で受診済みの対象者をリストから除外する作業を行っている．残された対象者について，①受診すべき所見の提示，②受診状況の確認，③未受診であれば再度受診を勧める．④受診済みであれば受診医療機関，受診日，検査結果や治療経過を記入して返送するための返信用定型文や返信用封筒を同封して返信しやすい環境を整えている．

一連の作業を終了した者については日付，内容の健診電子カルテへの入力を行う．これは健診者からの問い合わせに対する適切な資料として役立って

いる．

5. 返信の処理

　フォローアップを終了した者については返信の確認実施を行い，受診済みの返信があった場合には，受診医療機関，受診日，受診結果などの健診電子カルテへの入力を行うとともに，フォローアップのデータベースから除外する．健診電子カルテへの入力を行うことにより，長期間当センターにて反復受診した場合には，時系列に情報が蓄積され，その情報は次回以降の健診時の診察，結果説明や判定などの重要な資料となる．

　未受診や，返信のない者についてはさらに約2カ月が経過した時点で，必要であれば再度フォローアップを行う．再度フォローアップを行っても未返信の場合には，その旨の健診電子カルテへの入力を行い，次回健診時の診察で受診の有無の確認を行う．これにより，最終的に次回健診時には前回健診後の経過を把握することができる．ただし次回健診時に受診確認を行う場合，約1年経過しており，本人の記憶があいまいな可能性がある．したがって，フォローアップを確実に行い，検査結果や治療経過を早期に把握することが肝要である．

　また，未受診という報告も，理由などの記載があればそれも含めて健診電子カルテへの入力を行うことにより，次回以降の参考資料となる．

6. 至急精査が必要な健診者のフォローアップ

　ドック健診受診者の最も重要な目的の一つが悪性腫瘍の早期発見・早期治療であろう．

　健診の場で悪性腫瘍を強く疑う所見や早期に治療が必要な重症な所見がみられ，至急精密検査や治療のために受診する必要がある健診者は，放置すると病気が進行してしまう可能性があるので，当センターでは"要フォロー（要F）"と名づけ，誰でも認知できるよう記号化して対応を行っている．要F対象者は特別にリストアップを行い，順位を最優先に位置づけてフォローアップを行っている．

具体的には，まず健診当日のうちに，自施設で施行できる精密検査の予約を入れるか，あるいは，他の医療機関に紹介する．紹介に当たっては紹介先と連絡をとって予約を入れ，確実に早期に受診できるよう手配する．当日のうちに受診日が決まらない場合には，できるだけ早めに予約を入れるよう指導を行う．そして後日，予約の連絡がない場合には，健診日から1～2週間後には保健師が電話などで連絡をとり，受診予約を入れるよう勧めている．放置状態が続く場合には何度も根気よくフォローアップを行い，確実に受診行動につなげるように支援を行っている．

また，健診機関としては，要F対象者の精密検査結果や治療経過は確実に把握しておきたいところである．しかし，紹介先医療機関から紹介状の返事が届かない場合がある．本人から精密検査結果や治療経過について連絡があっても，詳細な医学的所見は得られない場合がある．このような場合には，紹介先医療機関に対して，精密検査や治療経過に関する照会を行う．このようにして，要F対象者の結果や経過を把握しておくことにより，本人の次回以降の健診時の経過観察に役立つことは当然のこと，施設内での症例検討などにも利用でき，医師や検査担当者のスキルアップの一助とすることができる．

▶まとめ

以上，健診後のフォローアップの実務について概説してきた．ぜひ，多くの健診施設において，健診後のフォローアップの重要性が認知され，各施設の状況の許す限りのフォローアップが実施されることにより，健診者が今まで以上に健診を健康管理に活かすことができるよう期待している．

〈樫原英俊〉

2 BMI異常（肥満とやせ）のフォローアップ

▶はじめに

　健診でBMI異常を認めた場合，肥満では食事，運動などの生活指導を行い，やせ（体重減少）では原因疾患の有無について検索を行うことになる．本稿では，とくに肥満の食事，運動指導後のフォローアップを中心に概説する．

A 肥　満

1. 減量目標とその達成スケジュール

　現在，肥満者では5〜10％程度の減量が一般に指示される．すなわち，日本肥満学会の肥満症治療ガイドライン2006[1]では，BMIが30未満の肥満者は5％，BMIが30以上は5〜10％の減量を目標としており，NIHの肥満診療指針[2]も10％の減量を目標としている．これは，軽度の減量でも肥満の合併症が著明に改善するためである．体重は，こうした減量を達成した後も標準体重を上回り，BMIが25を超える場合も少なくない．したがって，現在の体重だけでなく過去からの変化も考慮して評価すべきである．

　日本肥満学会のガイドラインでは，上記の減量目標を3〜6カ月で達成し，達成された場合，次の3カ月も同じ速度で体重減少をはかるとしている．一方，NIHの肥満診療指針では，6カ月で10％の減量を達成し，その後は6カ月間その体重を維持してからさらなる減量を考慮するとしている．実際には，筆者の経験では，若年〜中年者は6カ月の間に仕事で多忙な時期が入り減量が滞るため，10％の減量達成には6〜12カ月を要することが多い．また，3〜3.5カ月で10％を超えて減量した場合，腹部皮下脂肪に比べて内臓脂肪の減少比率が小さくなることがメタアナリシスで示されている．急激な減量は除脂肪の減少を招きやすく，内臓脂肪減少の面からも好ま

しくないといえる．

2. 体格・体組成モニタの意義

　体脂肪：除脂肪が 3：1 の比率で減少する場合，体重 1kg のエネルギーコストは約 7000kcal となる．日々のエネルギー消費量とエネルギー摂取量の差が 500kcal であれば，2 週間で 1kg の体重減少をきたす計算となり，上記の減量はこのようなエネルギー出納で達成可能である．この場合，体組織の減少による日々の体重減少は 1 日 100g 未満であるのに対し，水分の出入りで体重は 2％程度変動する．体組織の減少を評価するには，早朝排尿後の体重を測定し，男性で最低 2～4 週間程度，女性では黄体期に 2kg 以上の水分貯留が起こることを考慮し，より長期間の変化をみる必要がある．逆に，日々の体重変動は食事量を含む体水分の出入りを反映し，食行動（食事や水分の摂取量）をモニタすることにつながる．日々の体重変動の意義をよく説明し，適切に利用することが大切である．

　一方，腹囲は減量時の体脂肪量の変化をよく反映する指標である．臍レベルの腹部断面は実質臓器を含まないため，腹囲は，内臓脂肪と腹部皮下脂肪面積の和と正相関する．すなわち，リスクと関連する腹部脂肪量をよく反映する．体重が 10％減少する時，一般に内臓脂肪面積は 30％，腹部皮下脂肪面積は 20％減少する．したがって，腹囲の変化は体重より顕著で，体重減少が明らかでない時点でも，腹囲が減少していれば減量経過は順調と判断される．なお，腹囲 1cm の減少は体重約 1kg の減少に相当するとされるが，体重や腹囲は変動や測定誤差が大きいので，体重変化が小さい範囲（7％未満）では両者のズレが大きい．

　なお，生体インピーダンス法による体脂肪率は，多人数の断面的検討から得た予測式を用いており，BMI とよく相関するため，同一個人では体重変化をよく反映する．また，体水分の影響も受けるため，個人の縦断的な変化をみるには限界があることを理解し，適切に利用することが望ましい．

3. 食事記録の使い方

　種々の食事調査法のエネルギー摂取量の評価と，二重標識水法による総エネルギー消費量の測定を同時に行った多くの研究によれば，食事調査のエネルギー摂取量は，協力的なボランティアでも数十％程度の大幅な過少申告を伴い，肥満者はその程度がとくに著しい．これは，食事量把握の不正確さによるもので，食品重量の測定を行っても消失しない．逆にいえば，食事量把握の不正確な者が，現在の食環境で肥満をきたしやすいと理解されている．

　一方，総エネルギー消費量は，同じ体重では多い者から少ない者まで幅があるが，体重が多いと平均的には大きくなる．すなわち，肥満者は平均的に大量のエネルギー量を消費し，これに見合ったエネルギー量を摂取することでエネルギーの出納バランスを保っている状態にある．

　さて，食事を記録すると，食行動に意識的となり，食事のコントロールにつながることが多い．食事内容をよくモニタできる者は，そうでない者に比べて，また，同じ個人でもよくモニタできた時期はそうでない時期に比べて，体重減少は良好となる．しかし，実際の体重変化と肥満者の多いエネルギー消費量から判断して，食事記録の摂取量がはるかに少ないということもある．その場合は，食事記録の過小評価の可能性をクライアントによく説明し，食事内容の再把握を試みさせることが重要である．その結果，日々の食事がよく把握されるようになり，記録上の摂食量は増加するにもかかわらず，体重が減少することも経験される．食事調査のエネルギー摂取量は，客観的なデータではなく，クライアントの知覚のフィルタを通した食事把握の記録であることを理解し，適切に利用することが大切である．

4. 肥満の運動療法の進め方

　現在一般的に指示される健康運動のプログラムは，中等度の強度の運動（無理なく歩ける一番速い速度のウォーキングなど）を1日合計30分，週5日行うというものである．この運動量で4～12カ月で達成される減量は2kg程度にとどまり，合併症の改善は，食事単独または運動の併用で5～10％の減量を達成したほうが大きい．しかも，このレベルの減量が達成さ

れた場合，減量手段で改善効果に明らかな差はない．また，この程度の運動量では減量後の体重維持には不十分である．

　以上は，運動の限界ではなく，従来の運動プログラムの限界（指示する運動量が少ない）と考えられている．このため，肥満者ではより大量の運動が指示されるようになっている．すなわち，肥満者の減量や体重維持には合計60分×週5日程度の運動が現在推奨されている．

　運動習慣のない者が当初からこうした大量の身体活動をこなすのは困難であり，当初は，中等度の運動を1日合計30分程度，人によっては低強度の生活活動を増すことから始めることになる．その場合，10分程度の「こま切れ」の運動を繰り返すという方法も提唱されている．合計量が同じなら，運動はまとめてやってもこま切れでも，効果に差がないことが多いためである．ただし，こま切れの運動は，運動開始当初の運動実施率の向上には有効だが，1年後には運動量が減少し，連続的な運動を指示した場合と遵守率に差がなくなる．こま切れの指示は導入時期のものと考え，活動量を維持，増加させる他の方策を1年以内に講じる必要がある．

　一方，中等度以上の強度の日常生活の身体活動は，10分以上続けて行うことはほとんどない．このため，健康運動で生活活動を強調しすぎると，健康上のエビデンスが不十分な低強度の身体活動に終始する恐れもある．多忙で運動の時間がとりにくい者を別とすれば，健康目的の運動は日常生活の活動に加えて行う（日常生活の活動は含まない）よう，徐々に指導していくべきである．

　一般に，肥満者は体力レベルが低く，わずかの運動を過大に評価しがちである．少ない活動量でも種々の健康上のメリットはあるが，肥満やその合併症に対する運動の効果の多くは大量に行ってこそ得られるものである．運動のメリットを十分に得るために，長期間かけて高い活動レベルへと活動量を増やすよう指導することが重要である．

5. 減量体重の維持

　肥満コントロールの目標は，体重を減らすことではなく，減った体重を維

持し合併症が改善した状態を持続することにある．体重減少の先にある減量維持を明確に意識しながら指導を行うべきである．

多人数の横断的検討では，基礎代謝や総エネルギー消費量は除脂肪体重とよく相関する．このため，除脂肪体重が維持されれば，減量後もエネルギー消費量は保たれるといわれることも多い．しかし実際には，同一個人の減量前後の縦断的な変化をみると，除脂肪体重よりもむしろ体脂肪量の変化が，基礎代謝や総エネルギー消費量の変化とよく関連する．これは，体脂肪量の増減に伴ってレプチンとアディポネクチンが変化し，中枢性にエネルギー消費量を変化させるためと考えられている[3]．すなわち，視床下部を介してエネルギー消費量を増加させるレプチンと，逆の作用をもつアディポネクチンは，体脂肪量の変化に伴ってそれぞれが逆方向に増減するため，結果として，両者は共同して体脂肪量の変化を一定に保つ方向に作用することとなる（lipostat theory）．

減量（体脂肪の減少）によりエネルギー消費量は必然的に減少するので，食事，運動療法を続けていても体重減少は鈍化し，しまいには，それ以上体重が減少しないポイントに達する．その後もエネルギー出納を保ち体重を維持するには，食事制限と運動を継続する必要がある．体重減少が鈍化し，あるいはそれ以上減らなくなる時点では，体重（体脂肪）減少に伴う生理的変化と，食事，運動のコンプライアンス低下が関与する．両者を分けて考慮したうえで，食事や運動の指導をすべきである．

なお，減量維持の時期は，体重の頻回モニタ（できれば毎日）が有効とされている．体重のわずかなリバウンドを早期にとらえることで，食事や運動の見直しにつながるためと思われる．

B やせ，体重減少

BMIで18.5未満のやせのなかには，活動量が少なく骨格筋量の少ない者も多い．とくに女性のやせは骨量低下のリスクが高く，適切な食事の摂取やレジスタンス運動を含む運動療法を勧める．

やせとは別に，健診を受ける年齢層では疾患に関連して体重減少をきたす

場合があり，体重変化の縦断的な把握が重要である．体重減少をきたす疾患としては，悪性腫瘍，慢性炎症性疾患（膠原病，感染症など），甲状腺機能亢進症，糖尿病，消化器疾患などのほか，うつ病などの精神疾患もある．これらを念頭において鑑別を行う．

■文献
1) 日本肥満学会肥満症治療ガイドライン作成委員会．肥満症治療ガイドライン2006．肥満研究．2006.12（臨時増刊号）．
2) National Institute of Health. Clinical guidelines on the identification, evaluation, and treatment of overweight and obesity in adults: the evidence report. NIH Publication No. 98-4083, August 1998.
3) 勝川史憲．肥満予防のための運動処方の基本的な考え方．日本臨牀．2010; 68（増刊 2）: 618-21.

〈勝川史憲〉

3 高血圧と低血圧のフォローアップ

▶はじめに

　高血圧や低血圧のように，その多くが未だ原因が明らかでなく，完全に治癒させることが困難な疾患では，血圧のフォローアップはきわめて重要である．このような疾患では，生活習慣の修正だけで経過をみていくこともあれば，薬剤の使用により血圧を正常範囲にコントロールしなければならない場合もある．いずれの場合にしろ，定期的に血圧の推移を注意深く観察していくことが大切である．

　本稿では，高血圧および低血圧の診断から治療を開始するまでの期間の対策，さらに薬剤投与が開始されてからのフォローアップに関して述べることとする．

A 高血圧および低血圧のフォローアップにおける血圧の測定法

　近年，医療機器の進歩により，携帯型自動血圧測定計や家庭血圧計の優れたものが開発され，24時間の血圧変動が比較的に容易に測定できるようになった．また家庭での血圧測定が容易となり，このような測定法による血圧値を指標として血圧の管理が行われるようになってきた．最近の研究では，これまで高血圧治療の指標とされてきた診察室血圧に比し，家庭血圧のほうが心血管病発症の予後予測に有用なことが明らかにされている[1]．それゆえ，長期間にわたる血圧管理において，家庭血圧を指標とした管理の有用性が強調されている．

　高血圧の場合に比し，低血圧は危険性が少ないことから，長期間にわたる血圧のフォローアップにおいて，診察室血圧よりも家庭における血圧測定を指標とした管理が一層有用である．

　表1は日本の高血圧治療ガイドライン2009に示された異なる測定法にお

表1 異なる測定法における高血圧基準と降圧目標

a) 高血圧の基準

	収縮期血圧	拡張期血圧
診察室血圧	140	90
家庭血圧	135	85
自由行動下血圧 　24時間 　昼間 　夜間	 130 135 120	 80 85 70

b) 降圧目標

	診察室血圧	家庭血圧
若年者・中年者	130/85mmHg 未満	125/80mmHg 未満
高齢者	140/90mmHg 未満	135/85mmHg 未満
糖尿病患者 CKD患者 心筋梗塞後患者	130/80mmHg 未満	125/75mmHg 未満
脳血管障害患者	140/90mmHg 未満	135/85mmHg 未満

注：診察室血圧と家庭血圧の目標値の差は，診察室血圧 140/90mmHg，家庭血圧 135/85mmHg が，高血圧の診断基準であることから，この2者の差を単純にあてはめたものである．

ける高血圧基準値である[2]．診察室血圧では140/90mmHg以上，家庭血圧では通常早朝に測定される血圧値が135/85mmHg以上の場合が高血圧である．自由行動下血圧では，日中と夜間とで血圧値に差があり，24時間の平均値で130/80mmHg以上の場合に高血圧とされている．

低血圧に関しては未だ世界で共通の低血圧の定義はなく，診察室血圧で100/60mmHg未満の場合に低血圧と考えられている．

B 高血圧患者の初診時から降圧薬開始までの期間のフォローアップ

高血圧患者の初診時には，既往歴とともに高血圧や循環器疾患に関する家

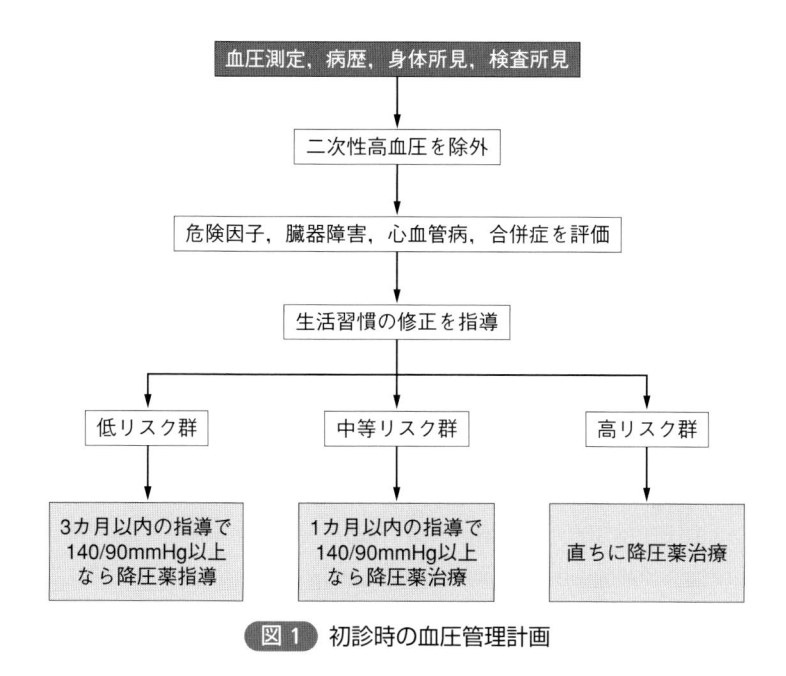

3. 高血圧と低血圧のフォローアップ

```
血圧測定,病歴,身体所見,検査所見
        ↓
   二次性高血圧を除外
        ↓
危険因子,臓器障害,心血管病,合併症を評価
        ↓
   生活習慣の修正を指導
        ↓
```

低リスク群	中等リスク群	高リスク群
3カ月以内の指導で140/90mmHg以上なら降圧薬指導	1カ月以内の指導で140/90mmHg以上なら降圧薬治療	直ちに降圧薬治療

図1 初診時の血圧管理計画

族歴の詳細な聴取とともに,高血圧の頻度や高血圧に基づく諸臓器障害の把握および糖尿病や高脂血症といった合併症の有無を知ることが大切である.また高血圧の成因が何らかの二次性高血圧であるのか,本態性高血圧かの鑑別も欠かすことができない.

以上のような手順で診察した結果,本態性高血圧が疑われれば,図1に示すように,日本の高血圧治療ガイドラインでは,高血圧と臓器障害の程度に合わせて降圧薬の開始までの期間を設定している.180/100mmHg以上のIII度高血圧や,糖尿病や腎障害などの臓器障害を伴った高リスク高血圧では,生活習慣の修正を開始するとともに直ちに降圧薬の投与を開始することとされている.血圧140〜159/90〜99mmHgのI度高血圧あるいは血圧160〜179/100〜109mmHgのII度高血圧で1〜2の心血管リスク因子を有する中等リスク高血圧では,生活習慣の修正を1カ月行ってもなお140/90mmHg以上の高血圧が持続するならば,その時点で降圧薬を開始す

るのがよいとしている.さらにⅠ度高血圧で全くリスク因子のないものでは,生活習慣の修正だけで3カ月間血圧の変化を観察し,その時点でなお140/90mmHg以上の高血圧が持続する場合に,降圧薬を開始することを勧めている.

C 降圧薬服用中の高血圧患者のフォローアップ

　高血圧治療中の患者のフォローアップにおいて最も重要なことは,指標とされた降圧目標値に血圧が維持されているか否かを確認していくことである.表1bに示すように,高齢者(65歳以上)であれば診察室血圧で140/90mmHg未満,家庭血圧で135/85mmHg未満,若年・中年者では130/85mmHg未満,125/80mmHg未満,糖尿病,慢性腎臓病および心筋梗塞後の高血圧では130/80mmHg未満,125/75mmHg未満,脳血管障害後の高血圧では140/90mmHg未満,135/85mmHg未満となるように降圧薬の投与量を調節していく.血圧は季節変動があり,通常夏には低下し,冬になると上昇してくる.それゆえ,季節の変わりめには特に注意を要する.

　診察室血圧を指標にフォローアップする場合には,降圧薬を開始して血圧が降圧目標に達するまでは2週間間隔で観察し,降圧目標に安定してくれば,1〜2カ月の間隔でよい.軽度の高血圧(Ⅰ度高血圧)で,1剤程度の降圧薬で降圧目標に達しているものでは,暖かい期間は3カ月に1度でも

表2 家庭での血圧測定による,血圧の変化のフォローアップにおける注意点

1. 家庭での血圧測定は,可能であれば朝夕,毎日測定する.
2. 朝の測定は,起床後1時間以内で,トイレ,洗面後で,朝食前および服薬前とする.
3. 夜間の血圧には影響する因子が多いが,就寝前に測定する.
4. 毎回の測定時に通常1〜3回測定されることが多いが,毎日測定される場合には,原則として1回の測定でもよいとされている.
5. 測定時に数回測定すると,測定毎に測定値に差が生じるが,その場合1回目の測定値を指標としても,2回以上の測定値の平均値を指標としてもよいとされている.
6. フォローアップにおいて大切なことは,血圧測定値を必ず記録することである.

よい.

　なお,最近は家庭血圧測定が一般化し,高血圧治療を受けている患者は家庭血圧計をもっていただき,医師と患者の連携を良好に保ち,家庭血圧値を指標として血圧の変化をフォローアップしていくことが勧められる.その際,朝夕の血圧を正しく記録してもらうことが重要である.なお,服薬している降圧薬の数や量を自分で調節しないよう教育することも重要である.表2に家庭での血圧測定による高血圧の管理上の注意点を示す.

D 低血圧の血圧フォローアップ

　低血圧の治療に際して重要なことは,何らかの原因があって生じている二次性低血圧か,原因のはっきりしない本態性低血圧かをしっかりと鑑別する必要がある.

　多くの低血圧は本態性低血圧であり,高血圧と違って生命への危険性は少ない.倦怠感,めまい,活力低下,ふらつきなどの訴えがある場合に対症療法として,食事や塩分の摂取量の調節,適度の運動を指導し,睡眠もしっかりとれるようにする.通常,収縮期血圧が 100mmHg 未満が低血圧とされているが,症状がなければ治療の必要はない.用いる薬剤は,ふらつきなどがなければ,塩酸ミドドリン,メチル硫酸アメジニウム,塩酸エチレフリンなどを対症的に用いる.血圧のフォローアップは家庭での血圧測定を教育し調子の悪いときに血圧を測定する程度でよい.本態性低血圧が重篤な病気でないことを理解してもらい,自分で血圧と症状の関係を知って自己管理するように教育していくことが大切である.

■文献
1) 日本高血圧学会高血圧治療ガイドライン作成委員会. In: 高血圧治療ガイドライン 2009. 東京: ライフサイエンス出版; 2009.
2) Ohkubo T, et al. Home blood pressure measurement has a stronger predictive power for mortality than does screening blood pressure measurement: a population-based observation in Ohasama, Japan. J Hypertens. 1998; 16: 971-5.

〈猿田享男〉

4 貧血，赤血球増加症のフォローアップ

A 貧 血

1. 定 義
末梢血のヘモグロビン濃度が基準値以下に減少した状態が貧血である（表1）．

表1 貧血判定基準

	Hb (g/dl)	Ht (%)
幼児（6カ月～6歳）	11	33
小児（6～14歳）	12	36
成人男性	13	39
成人女性	12	36
成人女性（妊婦）	11	33

2. 貧血の診断の進め方
1) MCV（平均赤血球容積，基準範囲 82～101 fl）からの診断の進め方（表2）

①MCV 低下を示す小球性貧血は，ヘモグロビン合成障害による貧血である．

　このうち多くは鉄欠乏性貧血で，血清フェリチン低下を確認する．

　血清フェリチンが低下するのは，鉄欠乏性貧血である（表3）．

②MCV 高値を示す大球性貧血は DNA 合成障害があり，

　(a) 巨赤芽球性貧血と (b) 急性出血，溶液性貧血，貧血の回復期など網赤血球数の増加している時期，(c) 肝障害時の貧血である（図1）．

③MCV が正常の正球性貧血は，その他の多くの貧血がある（図2）．

表2 赤血球恒数による貧血の分類

Ⅰ. 小球性低色素性貧血 （MCV≦80, MCHC≦30）	Ⅱ. 正球性正色素性貧血 （MCV=81～100, MCHC=31～35）	Ⅲ. 大球性正色素性貧血 （MCV≧101, MCHC=31～35）
1. 鉄欠乏性貧血 2. サラセミアなどのグロビン合成異常 3. 鉄芽球性貧血 4. 無トランスフェリン血症 5. 感染, 炎症, 腫瘍に伴う貧血	1. 急性出血 2. 溶血性貧血 3. 骨髄の低形成 　再生不良性貧血 　赤芽球癆 　腎性貧血 　内分泌疾患 　骨髄への腫瘍浸潤	1. ビタミン B_{12} 欠乏（悪性貧血, その他） 2. 葉酸欠乏および代謝異常 3. DNA合成の先天的あるいは薬剤による異常 4. その他の巨赤芽球性貧血 5. 肝障害に伴う貧血 6. 網赤血球増加 　急性出血, 溶血性貧血, 貧血からの回復

表3 小球性低色素性貧血を起す疾患の検査所見

疾患名	血清鉄	総鉄結合能	血清フェリチン
鉄欠乏性貧血	低下	増加	低下[*1]
慢性炎症, 感染, 腫瘍に伴う貧血	低下	低下	増加
鉄芽球性貧血	増加	正常	増加
サラセミア	正常	正常	正常

[*1] 12ng/ml 未満

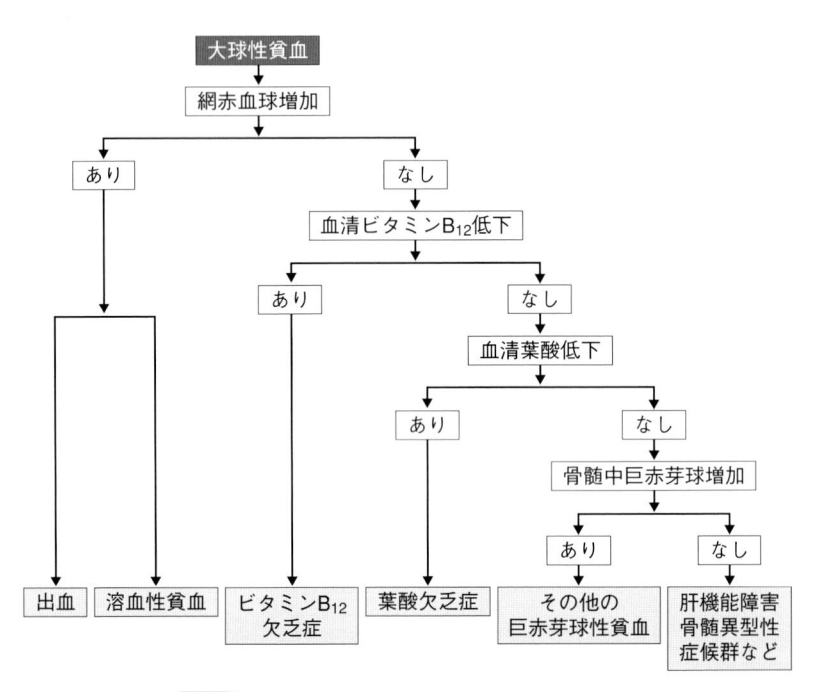

図1 大球性貧血の鑑別診断のフローチャート

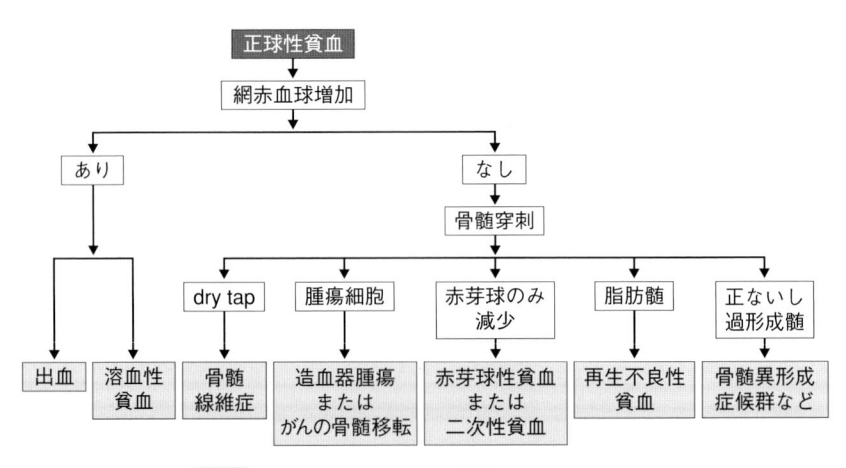

図2 正球性貧血の鑑別診断のフローチャート

2）網赤血球値よりの診断

網赤血球増加

①急性出血……出血の症状，所見がある．

②溶血

   a）血清間接ビリルビン値上昇，b）ハプトグロビンの低下による溶血が疑われる．ついで，c）クームス試験，d）赤血球形態の観察，e）赤血球酵素の測定（酵素異常による溶血性貧血）など．

3. 貧血のフォローアップ

(1) 貧血がみられた場合，まず赤血球恒数（MCV，MCH）：貧血区分
(2) フェリチン，TIBC，UIBC：鉄欠乏と慢性疾患による二次性貧血の区分
(3) 網状赤血球数：溶血，造血の状態
(4) 末梢血塗抹標本による赤血球形態
(5) 白血球，血小板の数，質の異常
   をチェックする．

- 鉄欠乏性貧血が最も頻度が高い，鉄欠乏性貧血は MCV↓，MCH↓の小球性低色素性貧血で，血清鉄↓で，TIBC↑，UIBC↑，フェリチン↓↓である．
- 鉄欠乏性貧血では，軽度の白血球減少，軽度の血小板増加をみることがある．
- 鉄欠乏性貧血の場合，消化管出血や婦人科疾患による出血巣の検索が大切である．
- また，剣道やマラソンなど激しい運動選手に鉄欠乏性貧血がみられることがある．
- 慢性疾患による二次性貧血では，血清鉄↓がみられるので鉄欠乏性貧血と誤らないことが重要である．
- 慢性疾患による二次性貧血では，血清鉄↓，TIBC↓，UIBC↓，フェリチン↑がみられるので鑑別は容易である．

B 赤血球増加症

末梢血の赤血球数,ヘモグロビン濃度,ヘマトクリット値のいずれかが基準範囲内を超えて増加している.

	男性	女性
赤血球数	600万/μl ≦	550万/μl ≦
ヘモグロビン濃度	18 g/dl ≦	16 g/dl ≦
ヘマトクリット	55% ≦	50% ≦

多血症は,循環赤血球量が増加している絶対的赤血球増加症と,循環赤血球が増加せず,循環血漿量が減少した相対的赤血球増加症に大別される(表4).

表4 赤血球増加症の分類

A. 相対的赤血球増加症
  1. 脱水による血液濃縮状態(下痢,発汗,利尿薬,嘔吐,熱傷など)
  2. ストレス多血症

B. 絶対的赤血球増加症
  1. 真性多血症
  2. 二次性多血症
    1)エリスロポエチン産生亢進
      ①組織低酸素状態に対する生理的エリスロポエチン産生反応
        慢性肺疾患,先天性心疾患,高地居住,一酸化炭素中毒,低換気症候群
        ヘビースモーカ,腎動脈狭窄,異常ヘモグロビン症
      ②エリスロポエチン過剰産生
        エリスロポエチン産生腫瘍(腎腫瘍,肝細胞がん,小脳血管芽細胞腫,副甲状腺がん,子宮線維筋腫,褐色細胞腫など),腎疾患(腎嚢胞,水腎症など)
    2)エリスロポエチン受容体遺伝子異常
    3)薬剤起因性(エリスロポエチン投与,アンドロジェン投与など)
    4)原因不明

1. 相対的赤血球増加症
1) 脱水,下痢,発汗などにより急速に体液が減少した場合.
2) ストレス多血症：中年男性に多い,神経質,赤ら顔,小太り,頭痛,頭重感,喫煙者に多い.
ヘマトクリット,赤血球数が多い以外は検査値に異常を認めない.

2. 絶対的赤血球増加症
循環赤血球量が増加している.慢性骨髄増殖性疾患である真性多血症と,基礎疾患に伴う二次性赤血球増加症がある.
1) 真性赤血球増加症
白血球,血小板増加を伴うことが多い.

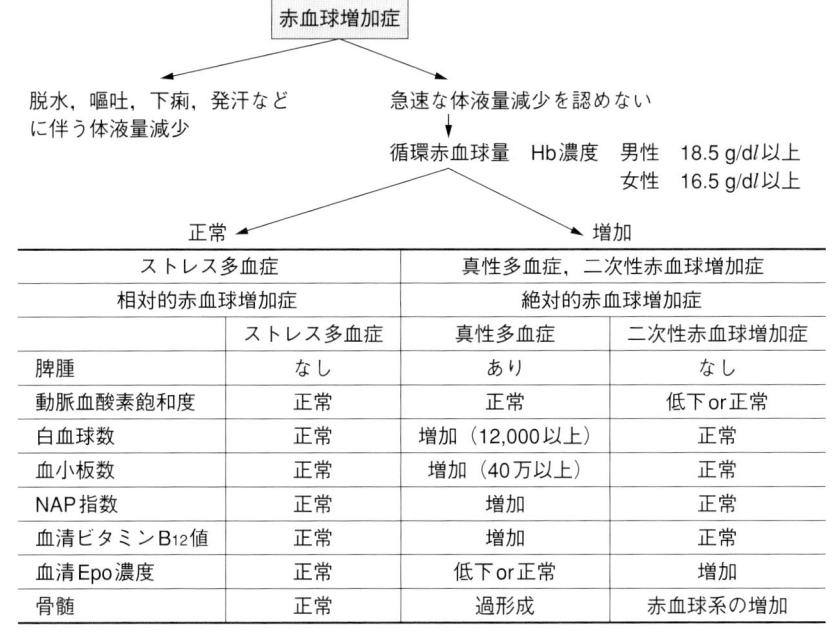

```
                    赤血球増加症
           ┌────────────┴────────────┐
   脱水,嘔吐,下痢,発汗など      急速な体液量減少を認めない
   に伴う体液量減少
                         循環赤血球量 Hb濃度 男性 18.5 g/dl 以上
                                          女性 16.5 g/dl 以上
           正常                        増加
```

	ストレス多血症	真性多血症,二次性赤血球増加症
	相対的赤血球増加症	絶対的赤血球増加症
	ストレス多血症	真性多血症	二次性赤血球増加症
脾腫	なし	あり	なし
動脈血酸素飽和度	正常	正常	低下or正常
白血球数	正常	増加（12,000以上）	正常
血小板数	正常	増加（40万以上）	正常
NAP指数	正常	増加	正常
血清ビタミンB_{12}値	正常	増加	正常
血清Epo濃度	正常	低下or正常	増加
骨髄	正常	過形成	赤血球系の増加

図3 赤血球増加症の診断

脾腫は高頻度にみられる．
　2）二次性赤血球増加症
　　　白血球数，血小板数は基準範囲内で脾腫も認めない．ビタミン B_{12}，葉酸，NAP スコアも正常であるが，Epo 値は上昇している．

3. 赤血球増加症のフォローアップ
（1）末梢血塗抹標本の異常の有無
（2）白血球数，血小板数の増加の有無
（3）腹部超音波検査による脾腫の有無などに異常がみられれば
（4）血清ビタミン B_{12}，NAP スコア
（5）血清 Epo の測定を行い，真性多血症や二次性多血症が疑われれば血液内科に依頼する．

- 男性に多いストレス多血症は，喫煙によることが多い．
- ストレス多血症では，生活習慣の改善，禁煙，高血圧症，高脂血症の治療を行う．

■文献
1）高後　裕，他．特集　貧血と多血症．日内会誌．2006; 95(10): 1961-2083.
2）溝口秀明，編．血液内科診療ハンドブック．東京: 南江堂; 1999.
3）小川哲平，大島年照，浅野茂隆，編．血液学．東京: 中外医学社; 1993.

〈小川哲平〉

5 白血球減少症，白血球増加症のフォローアップ

A 白血球減少症

白血球数 4,000/μl 未満の状態である．

白血球の大部分は好中球であるため白血球減少症は顆粒球減少症，好中球減少症に等しい．

リンパ球は，白血球中の約 35％を占め，リンパ球減少も白血球減少となる．

1. 好中球減少症

好中球数 1,500/μl 未満で好中球減少症である．

1) 末梢血塗抹標本

　　異形リンパ球出現　ウイルス感染，白血病細胞，赤芽球の有無．

2) 血液生化学，腹部超音波

　　肝障害があれば脾機能亢進症による．

表 1　好中球減少症がよくみられる疾患

1. 重症感染症 …敗血症，粟粒結核
2. 特殊な感染 …腸チフス，パラチフス，ウイルス性疾患，リケッチア感染，原虫症
3. 血液疾患 ……再生不良性貧血，悪性貧血，急性白血病，慢性リンパ性白血病，悪性リンパ腫，多発性骨髄腫，発作性夜間血色素尿症，hairy cell leukemia
4. 薬物，薬剤 …有機溶媒，抗腫瘍薬，抗甲状腺薬，抗けいれん薬，サルファ剤など
5. 放射線照射
6. 膠原病 ………全身性エリテマトーデス
7. 脾疾患 ………Banti 症候群，肝硬変，Felty 症候群
8. 先天性疾患 …周期性好中球減少症，家族性良性好中球減少症
9. その他 ………悪液質，血液透析

3）免疫学的検索，膠原病の検査．

2. 白血球減少症のフォローアップ
(1) 発熱などの臨床症状の有無
(2) 赤血球数，血小板数の異常の有無
(3) 末梢血塗抹標本の異常細胞の有無
(4) 白血球減少が進行性かどうかなどで，異常があれば血液内科に依頼する．

健診でしばしばみられるのは，鉄欠乏性による軽度の白血球の減少と肝硬変症や脂肪肝による脾機能亢進症によるもので，これらは進行性でなければ経過をみてよい．

表2 リンパ球減少症がよくみられる疾患

I. 遺伝性 1. 原発性免疫不全症 II. 特発性 1. 特発性 CD4$^+$ T リンパ球減少症 　（idiopathic CD4$^+$ T-lymphocytopenia） III. 後天性 1. 再生不良性貧血 2. 感染症 　1）ウイルス疾患：AIDS，肝炎，インフルエンザ 　2）細菌感染：結核，発疹チフス，肺炎，敗血症 3. 医原性 　1）免疫抑制薬：抗胸腺細胞グロブリン，副腎皮質ステロイド	2）高用量の PUVA 療法 　3）がん化学療法 　4）放射線照射 　5）血小板アフェレーシス 　6）外科手術 　7）胸管ドレナージ 4. 全身疾患 　1）自己免疫疾患：慢性関節リウマチ，SLE，重症筋無力症 　2）ホジキン病 　3）蛋白漏出性腸症 　4）腎不全 　5）サルコイドーシス 　6）熱傷 5. 栄養障害 　1）アルコール中毒 　2）亜鉛欠乏

3. リンパ球減少症

1,000/μl 未満をリンパ球減少とする.

先天性リンパ系疾患,SLE,ホジキン病,リンパ腫,薬剤(副腎皮質ホルモン),AIDS がある.

過去の白血球分画の推移,易感染性,薬剤をチェックする.

B 白血球増加症

白血球数 1 万/μl を超えた状態である.

1. 好中球増加症

好中球数(白血球数×好中球%/100)が 7,000/μl 以上で感染症,悪性腫瘍,骨髄増殖性疾患,血管炎,炎症性疾患,急性出血,溶血,副腎皮質ステロイドなどの薬剤を考える.

健診でしばしばみられるのは喫煙による,また食後,運動後にも白血球増加がみられることがある.

白血球増加がみられる場合は,必ず白血球分画を確認する.

表3 好中球増加症がよくみられる疾患

1) 腫瘍性増加
　①急性骨髄性白血病
　②慢性骨髄性白血病,真性赤血球増加症,骨髄線維症
2) 反応性増加
　①感染症(細菌,真菌,その他)
　②熱傷,心筋梗塞,外傷,手術後
　③リウマチ様関節炎,血管炎,膠原病
　④ケトアシドーシス,急性腎不全,中毒
　⑤がん,胃がん,子宮がん,膵がん,脳腫瘍
　⑥G-CSF 産生腫瘍
　⑦薬物(副腎皮質ステロイド,エピネフリン,G-CSF,GM-CSF,M-CSF など)

表4 好酸球増加がよくみられる疾患

1. アレルギー性疾患
    気管支喘息，アレルギー性鼻炎，アレルギー性気管支肺アスペルギルス症，Löffler症候群，薬物アレルギー，食物アレルギー
2. 寄生虫感染症（組織に侵入する寄生虫）
    フィラリア症，日本住血吸虫症，エキノコッカス症，回虫症，肺吸虫症，顎口虫症
3. 皮膚疾患
    アトピー性皮膚炎，蕁麻疹，天疱瘡，類天疱瘡，疱疹状皮膚炎，T細胞リンパ腫
4. 結合組織疾患
    血管炎，eosinophilia with fasciitis，慢性関節リウマチ
5. 腫瘍
    悪性リンパ腫（とくにホジキン病，T細胞リンパ腫），白血病，固型腫瘍（とくにムチン産生腫瘍の転移）
6. 免疫不全
    Wiscott-Aldrich 症候群，高IgE症候群（Job症候群），選択的IgA欠損症
7. 本態性好酸球増加症候群（idiopathic hypereosinophilic syndrome: HES）

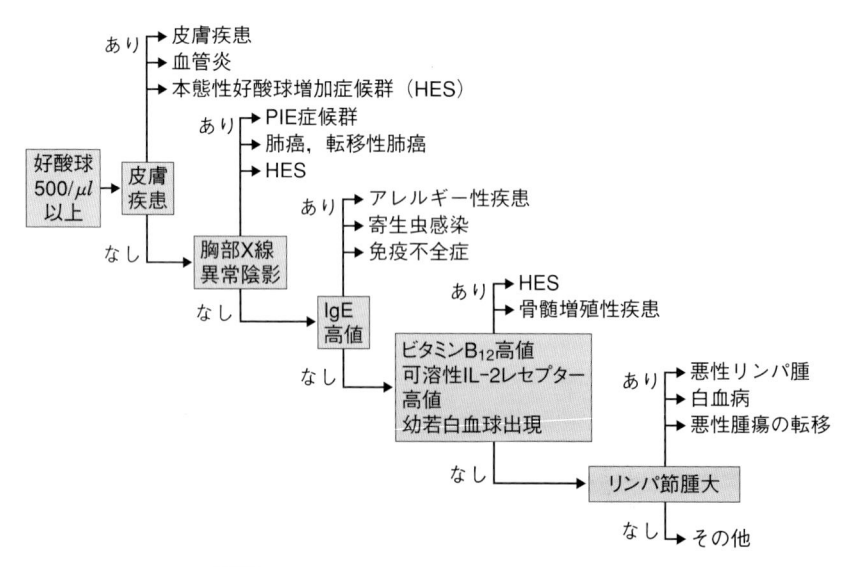

図1 好酸球増加症の診断のフローチャート

表5 好塩基球増加がよくみられる疾患

1. アレルギー，炎症 …薬物，植物アレルギー，じんま疹，紅皮症，潰瘍性大腸炎，慢性関節リウマチ
2. 内分泌疾患 …………糖尿病，粘液水腫，エストロゲン投与時
3. 感染症 ………………結核，インフルエンザ，天然痘，水痘
4. 血液疾患 ……………慢性骨髄性白血病，真性赤血球増加症，骨髄線維症，本態性血小板血症，好塩基球性白血病

表6 単球増加がよくみられる疾患

1) 血液疾患
   ① 急性単球性白血病
   ② 骨髄異形成症候群（CMMoL）
   ③ 骨髄増殖性疾患（真性赤血球増加症，骨髄線維症）
   ④ 悪性リンパ腫（ホジキン病）
   ⑤ 多発性骨髄腫
   ⑥ 好中球減少症（とくに造血回復期）
   ⑦ 悪性組織球症
2) 炎症性疾患
   ① 感染症
      細菌性（結核，感染性心内膜炎），マラリア，リケッチア，梅毒，真菌，ウイルス関連血球貪食症候群
   ② 膠原病（SLE，慢性関節リウマチ）
   ③ 他の肉芽腫性炎症サルコイドーシス
3) その他
   ① 摘脾後
   ② 悪性腫瘍

2. 白血球増加症のフォローアップ

(1) 発熱，出血傾向などの臨床症状の有無
(2) 赤血球数，血小板数の異常の有無
(3) 腹部超音波検査による脾腫の有無
(4) 末梢血塗抹標本での赤血球形態の異常，赤芽球の出現，未熟白血球の出現などに異常があれば血液内科に依頼する．

- 軽度の白血球増加と発熱などの感染症状のみでは，感染症治療で経過をみる．
- 健診でしばしばみられるのは喫煙による白血球数増加である．多くは 15,000/μl 前後で，時には赤血球増加が伴う．未熟白血球がみられず臨床症状がなければ，禁煙後（約 1 週間）に再検し基準範囲になることを確認する．

3. リンパ球増加症

リンパ球が 4,000/μl 以上の増加をリンパ球増加症とする．
ウイルス感染症，百日咳などの感染症でも増加する．
リンパ球表面形質，ATLA 抗体，各種ウイルス抗体値の測定で診断する．

表7　リンパ球増加がよくみられる疾患

1. 反応性
    ①ウイルス感染症
        伝染性単核球症，ウイルス肝炎，急性感染性リンパ球増加症，流行性耳下腺炎・風疹・麻疹・水痘，サイトメガロウイルス感染症
    ②細菌および原虫感染症
        急性：百日咳
        慢性：結核，ブルセラ症，梅毒
    ③免疫異常
        甲状腺機能亢進症，重症筋無力症，薬剤過敏
2. 腫瘍性
    ①急性リンパ性白血病
    ②慢性リンパ性白血病
    ③成人 T 細胞白血病・リンパ腫
    ④悪性リンパ腫の白血化
    ⑤原発性マクログロブリン血症
    ⑥ hairy cell leukemia
    ⑦顆粒リンパ球増加症
    ⑧ NK 細胞白血病
    ⑨ H 鎖病

■文献
1) 溝口秀明, 編. 血液内科診療ハンドブック. 東京: 南江堂; 1999.
2) 小川哲平, 大島年照, 浅野茂隆, 編. 血液学. 東京: 中外医学社; 1993.

〈小川哲平〉

6 血小板減少症，血小板増加症のフォローアップ

▶はじめに

　血小板は骨髄の多能性幹細胞から分化した巨核球により産生される．血小板は止血機構のなかで，粘着・放出・凝集などのいわゆる一次止血に関与するとともに，凝固因子の反応の場となるリン脂質膜を提供することにより，出血時に重要な役割をはたす．そのため血小板数が減少すると点状出血，紫斑などの皮下出血，歯肉出血，鼻出血や過多月経などの出血傾向を呈する．一方，血小板数が増加すると血小板同士の自然凝集により微小血栓を引き起こしやすくなる．このように血小板数は止血機能を評価するための検査として重要な意味をもつが，血小板数に影響する基礎疾患としての血液疾患，感染症，肝疾患，膠原病などの診断や，病態を総合的に判断するための指標ともなっている．

　血小板数の基準値は多くの施設で $14 \sim 40$ 万$/\mu l$ である．異常値としては，10 万$/\mu l$ 未満（基準値未満）で血小板減少とされ，40 万$/\mu l$ を上回る（基準値を上回る）と血小板増加とされる．血小板数は基準値内であっても，短期間での変動は病態の変化を示す大切な情報である．しかし，健診においては短期間での変動の検出は難しく，問題とならないことが多い．年齢差や性差は少ないが，血小板数には生理的変動として食物摂取，運動，生理や妊娠などにより増加し，朝は午後に比べ低いことを知っておくべきである．

A 血小板減少症のフォローアップ

　血小板減少症は，日常臨床あるいは健診においても貧血に次いで遭遇する血液学的異常である．3 万$/\mu l$ を下回ると出血症状が出やすくなるため，粘膜や皮膚表面をよく観察することが大切である．減少をきたした背景や緊急性とともに専門医へのアプローチが必要となる．血小板数の減少を認めた場合

表 1　血小板数に異常をきたす疾患，病態

低値を示す疾患	高値を示す疾患
①骨髄レベル 　再生不良性貧血，悪性貧血，白血病，リンパ腫，巨赤芽球性貧血，骨髄線維症，慢性白血病の急転期，悪性腫瘍，薬剤による骨髄抑制，遺伝性血小板減少症，Boeck's 類肉腫，histiocytosis X など ②末梢血液レベル 　特発性血小板減少性紫斑病（ITP），全身性エリテマトーデス（SLE），敗血症，HIV 感染，薬物性，血栓性血小板減少性紫斑病（TTP），播種性血管内凝固症候群（DIC），ヘパリン起因性血小板減少症（HIT），溶血性尿毒症症候群（HUS），保存血大量輸血など ③分布異常 　Banti 症候群，肝硬変症，脾機能亢進症など ④その他 　大量出血，偽性血小板減少など	①反応性 　出血，摘脾，手術後，悪性腫瘍，激しい運動・興奮，貧血（鉄欠乏，溶血性），感染症（急性・慢性），慢性炎症性疾患（関節リウマチ，炎症性腸疾患，結核，サルコイドーシス，ウェーゲナー肉芽腫症など）など ②原発性（腫瘍性） 　本態性血小板血症，慢性骨髄性白血病，巨核球性白血病，真性多血症，骨髄線維症，脾機能低下症など

には，①骨髄レベルでの血小板産生低下，②末梢血液レベルでの血小板の破壊と消費の亢進，③血小板の血管内分布異常，④そのほか，に分けて考える必要がある（表1）．

1．骨髄レベル

Fanconi 貧血，Wiskott-Aldrich 症候群，Bernard-Soulier 症候群，May-Hegglin 異常症などの先天性に骨髄低形成を認める疾患や急性白血病，再生不良性貧血，悪性腫瘍の骨髄転移，薬剤や放射線などにより後天的に骨髄幹細胞を直接障害する疾患や病態などがある．また，発作性夜間ヘモグロビン尿症，骨髄異形成症候群（MDS），巨赤芽球性貧血などは無効造血により血小板減少をきたす．

2. 末梢血液レベル

免疫学的機序によるものと消費性による血小板数減少に大別される．前者の代表が特発性血小板減少性紫斑病（ITP）であり，血小板に自己抗体が結合することで脾臓での血小板のクリアランスが亢進し減少をきたす．SLE，抗リン脂質抗体症候群での血小板減少も同様なメカニズムである．HIV 感染症などのウイルスの持続感染でも血小板減少がみられることがある．後者の代表的な疾患は播種性血管内凝固症候群（DIC）であり，さまざまな原因で凝固系が亢進し微小血栓を生じることで血小板が消費性に減少する病態である．血栓性血小板減少性紫斑病（TTP），溶血性尿毒症症候群（HUS），ヘパリン起因性血小板減少症（HIT）なども血管内での微小血栓形成により血小板減少をきたす．

3. 分布異常

脾臓での血小板プールが亢進される結果，循環血液中の血小板が減少する．肝硬変，Banti 症候群などの脾腫大を引き起こす病態でみられる．

4. その他

大量出血や体外循環などの際に認められる．また，採血時に抗凝固薬との混合が悪く凝固反応が起きて血小板が凝集して低値を示す場合や抗凝固薬自体の影響で血小板が試験管内で凝集して低値を示す偽性血小板減少が起こることがあり注意が必要である．

健診者に血小板減少がみられた場合

まずは検査室に検体中の血小板の凝集の有無を確認し偽性血小板減少を排除することが大事である．凝集がない場合，数値によっては出血症状がないかどうかを確認する．また，病歴の確認と過去に受診のある場合は過去の測定値を調べて，血小板数の変化の有無を知ることが重要である．上記の疾患の中でも日常的に遭遇しやすいのは ITP であるが，その際には先行感染がなかったかどうかなどの既往歴を聞いておくことも大事である．また SLE

などの自己免疫疾患の一症状として認めることも多く，10万/μl 前後までの軽度の低下でも各種自己抗体などの追加検査も行うか精査を勧めておくことが望ましい．経過がはっきりしない場合には他の検査値に異常を認めなくとも安易に診断せず，骨髄レベルでの異常がないかどうか，精査目的に専門医に紹介すべきである．5〜10万/μl の場合には臨床的には出血の危険はほとんどないが，14万/μl 未満の場合は1〜2週間後には再検査を受けさせ，10万/μl 未満では血液専門医を受診させるべきである．5万/μl 未満では速やかに専門医へ紹介すべきで，特に1万/μl 未満の場合には脳出血や消化管出血などの生命を脅かす出血が起こりうるため，緊急に専門医を受診してもらう必要がある（図1）．血小板減少は抗がん剤，造影剤，抗菌薬，抗血小板剤，インターフェロン，抗てんかん薬などの薬剤で認めることがある．特にチクロピジンによるTTP，ヘパリンによるHITでは急激な血小板数の減少とともに血栓症を引き起こすことがあるため，健診時の問診や薬歴にも十分注意を払っておく必要がある．また，末梢血液検査で使用される抗凝固剤であるEDTA塩による血小板凝集により偽性血小板減少症（EDTA依存性偽性血小板減少症）を0.3％の頻度で認める．血液像にて血小板の凝集塊

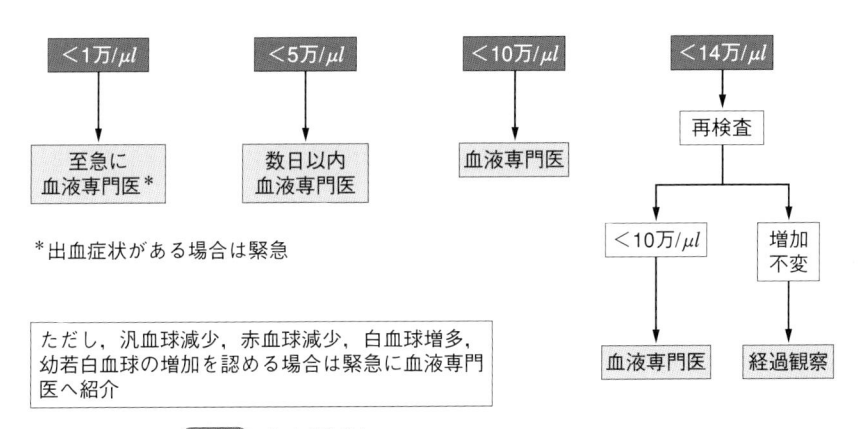

図1 血小板減少
肝硬変症など既知の血小板減少をきたす疾患がない場合
基礎疾患がある場合はその専門医を受診

が確認されたら，再度採血し直後に測定するか，クエン酸ナトリウムやヘパリンなど，他の抗凝固剤で採血し測定を行う必要がある．

B 血小板増加症のフォローアップ

基準値を上回ると血小板増加と定義される．40〜70万/μlを軽度〜中等度増加，70万/μlを超える場合を高度増加とする．一般的には精査や治療の対象となるのは60万/μl以上，多くは80〜100万/μl以上の場合である．増加症は骨髄の異常による原発性の増加と反応性の増加に大きく分類される（表1）．

1. 原発性（骨髄腫瘍性）

本態性血小板血症（ET），慢性骨髄性白血病（CML）や骨髄線維症（MF）などのいわゆる骨髄増殖性疾患（MPD）にみられる血小板数の増加である．骨髄における異常クローンの腫瘍性増殖により，巨核球の著明な増加に基づくものである．血小板数の増加は長期にわたり継続し，100万/μlを超えることもある．末梢血液像では巨大血小板，血小板凝集塊などがみられることがあり，血栓予防の目的に抗血小板剤が必要となることがある．

2. 反応性（二次性）

比較的頻度は高く，悪性腫瘍（特に肺がん，胃がんなど），リウマチなどの慢性炎症，鉄欠乏性貧血，膠原病，感染性疾患による急性炎症や大量出血後などでみられる．ビンクリスチンやエピネフリンなどの薬剤投与後にも血小板増加症が起きることが報告されているが一過性のことが多く，血小板数が100万/μlを超えることは少ない．臨床的にもあまり問題がない場合がほとんどであるが，その後の経過をフォローアップする必要がある．

健診者に血小板増加がみられた場合

健診，人間ドックにおいて遭遇する血小板増加の原因の多くは反応性と考えられるが，基準値を超える血小板数の増加の背景には悪性腫瘍やMPDの

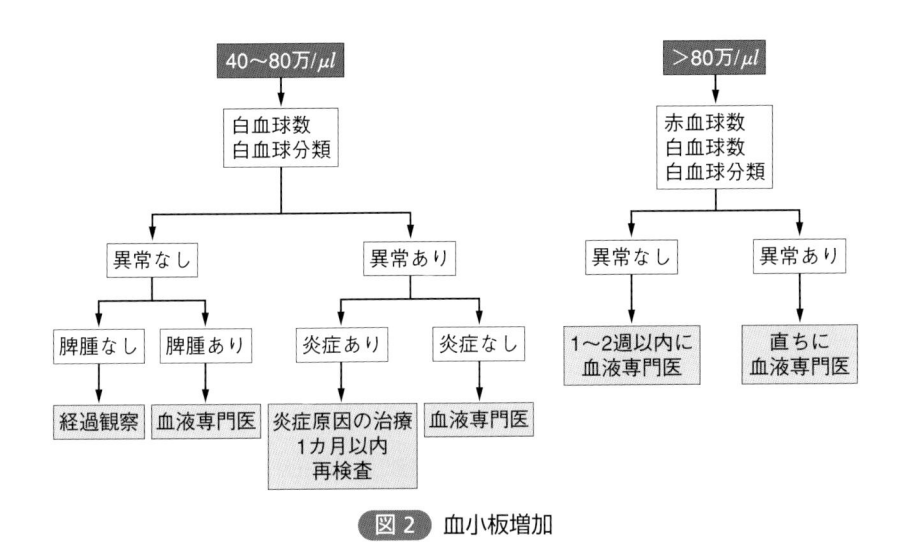

6. 血小板減少症，血小板増加症のフォローアップ

```
        40〜80万/μl                          >80万/μl
           │                                    │
        白血球数                              赤血球数
        白血球分類                            白血球数
           │                                 白血球分類
    ┌──────┴──────┐                             │
  異常なし      異常あり                   ┌─────┴─────┐
    │            │                      異常なし    異常あり
 ┌──┴──┐    ┌────┴────┐                    │          │
脾腫なし 脾腫あり  炎症あり 炎症なし        1〜2週以内に  直ちに
  │      │        │        │              血液専門医  血液専門医
経過観察 血液専門医 │    血液専門医
              炎症原因の治療
              1カ月以内
                再検査
```

図2 血小板増加

可能性があるため，その評価には他の血球系ならびに CRP などの炎症マーカーなどとともに総合的に評価する必要がある．反応性あるいは原発性との鑑別はその治療方針が異なるため非常に重要である．反応性の増加症は原疾患の治療により基準値へ戻りうる．原発性の増加では，その確定診断に骨髄穿刺や生検，遺伝子検査，染色体検査などが必要となるため，鑑別が困難な場合は血液専門医へ紹介すべきである（図2）．

▶ おわりに

　健診時に血小板数の減少や増加を認めた場合，腹部の触診や腹部超音波検査にて脾腫の有無とその程度の評価を忘れないことが肝要である．脾腫はITPやETでみられ，CMLやMFでは巨脾を認めることがあるからである．血小板数のパニック値は施設により多少の違いはあるが3万/μl未満および60〜100万/μl以上の場合と設定されていることが多い．初回の健診において，このような値を示した場合には血小板凝集の有無を確認するとともに，至急の再採血による再検査でも同様の値を示したときには，速やかに血液専門医へ精査を依頼すべきである．血小板数に異常を認めていても，多くは症

状として表れないままに健診や人間ドックを受けていると思われ，得られた血小板数の意味と精密検査の必要性などを面接や結果報告時に受診者に十分に理解してもらうことが健診医の責務である．

■文献
1) 尾崎由基男. IV. 血液学的検査（1）末梢血液検査 5 血小板数. In: 河合忠, 編. 基準値と異常値の間―その判定と対策―. 東京: 中外医学社; 2006. p.95-7.
2) 益田亜希子, 矢富 裕. III 血液学検査 A 血液 109 血小板数. In: 中井利昭, 編集代表, 尾崎由基男, 小室一成, 小田原雅人, 他, 編. 検査値のみかた. 東京: 中外医学社; 2006. p.390-3.
3) 村田 満. 第4章 血液検査結果の評価 D 血小板の異常. In: 日本検査血液学会, 編. スタンダード検査血液学. 第2版. 東京: 医歯薬出版; 2008. p.263-6.
4) 小川哲平. 5. 血液検査 C. 血小板 2. 健診所見の読み方と対応. In: 日野原重明, 監修, 有限責任中間法人 日本総合健診医学会, 編. 総合健診ハンドブック. 東京: 中外医学社; 2005. p.99-100.
5) 小川哲平. C. 血小板数 3. 血液検査 3. 健診所見の読み方と対応. In: 日野原重明, 監修, 小川哲平, 猿田享男, 田村政紀, 編. 健診・人間ドックハンドブック. 改訂5版. 東京: 中外医学社; 2013. p.115-6.

〈鈴木隆史，福武勝幸〉

7 CRP と赤沈値異常のフォローアップ

▶はじめに

健診項目の中で炎症性疾患検出を目的とする検査に CRP（C-reactive protein，C 反応性蛋白）と赤血球沈降速度（ESR: erythrocyte sedimentation rate，赤沈）がある．

日本総合健診医学会では基準検査項目としては CRP が選択されており，平成 22（2010）年度からは高感度 CRP（hs-CRP: high sensitive CRP）の測定でも良いとされている．

ここでは炎症性マーカーとして CRP，高感度 CRP，赤沈値について異常値の解釈と指導指針について述べる．

A CRP

CRP は 1930 年，肺炎球菌の C 多糖体と沈降反応を示す物質として Tilet WR & Francis TO によって肺炎球菌性肺炎患者の血清中に見出された．CRP は，分子量 10.5 万の非糖蛋白質で同一構造のサブユニットの 5 量体からなり，血中ではこの 5 量体が 2 つ向き合った状態で存在する．

生体に何らかのストレスが加わると，これに反応して短時間のうちに血中濃度が変動する蛋白を急性相反応物質とよび，そのなかで CRP は数十倍から数百倍に上昇することから臨床的にも広く利用されている．

1. 基準範囲と精度管理
①基準範囲

施設によって基準値上限は 0.2 〜 0.5mg/dl に設定されているが，一般的に健康成人での上限は 0.3mg/dl とされている．

静岡の A 健診センターに平成 21（2009）年 1 月〜 12 月に受診した 2040

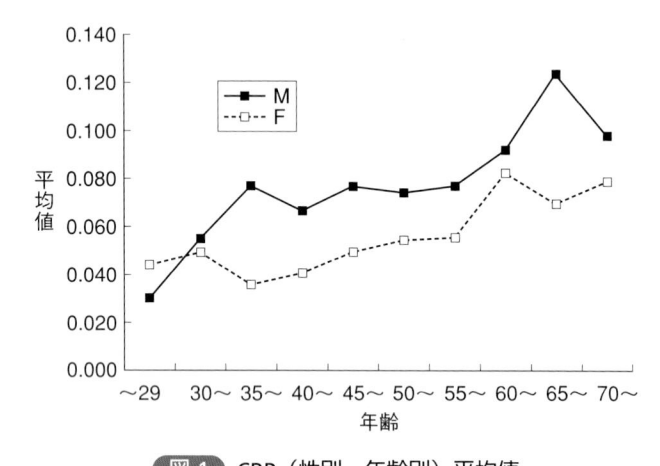

図1 CRP（性別・年齢別）平均値

名（男性 1377 名，女性 663 名）の性別・年齢別対象者から±3SD　1回切断後の 1967 名（男性 1325 名，女性 642 名）から平均値を求め図に示した（図1）．平均値は男性 0.077，女性は 0.051（合計平均 0.068）で男性が女性より高く，年齢とともに増加傾向にある．個人での年々の増加は総コレステロール値，収縮期血圧の上昇と相関しているとの報告もあり，虚血性疾患のマーカーと考えられている．基準値を超える受診者の比率は男性で各年齢層約 5〜10％，女性約 0〜5％（70 歳代以上を除く）であった（図2）．

　男女差の原因のひとつとして喫煙が考えられる．20 本以上の喫煙者に上昇が高率にみられるとの報告があり，これは気道の慢性炎症が原因と考えられる．また加齢による増加傾向は動脈硬化の程度と比例すると解釈されているが，それ以外に歯科疾患の存在，免疫能の低下などが考えられる．

　肥満で高値の傾向があり（中村ら），BMI，中性脂肪（log TG），non-HDL と正の相関，HDL-C と負の相関が報告されている．アルコール摂取では 29g/週以下では低下，30g/週では増加傾向と U 字型が示された．1 回の測定値評価について，同一人での測定結果で高値の評価はある程度の慎重さが必要であるが，すでに動脈硬化のある例，肥満例については 1 回の測定値で十分評価可能であるとされている．ただ臨床的に動脈硬化性疾患が認めら

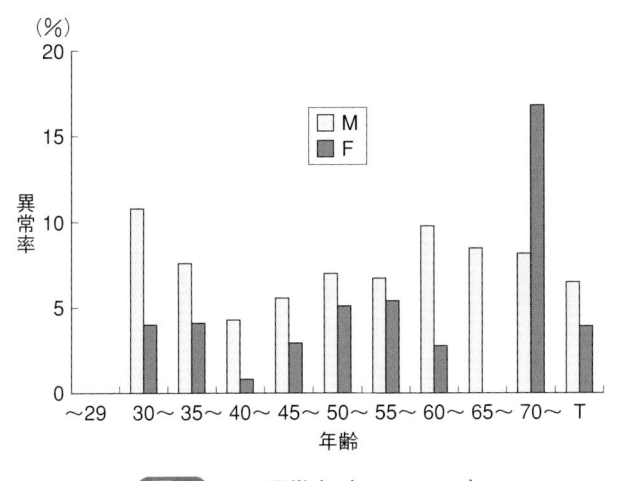

図2 CRP異常率（＞0.3mg/dl）

れなくても潜在的に存在する可能性を考えて，診断・治療の指針としては 1.0mg/l を妥当としている．

②測定法，精度管理

平成24（2012）年度日本医師会臨床検査精度管理調査の結果では，CRP 参加施設数は3068施設で94.9％の施設がラテックス免疫比濁法（(LAIA-TIA）を使用し，免疫比濁法（TIA）から移行している施設が増えている．これは感度向上や汎用装置での測定が可能になったことなどが考えられている．また3043施設が標準品を使用し，97％の施設が認証国際標準品 ERM-DA470 を導入しており，低濃度（0.24mg/dl）での CV 値は4.3％で，ドライケミストリー法を除けば，収束している．

平成24年度日本総合健診医学会の精度管理調査では，ラテックス免疫比濁法を採用している施設が95.6％，低濃度（1.00mg/dl）で CV％は4.0％，補正後2.3％，高濃度（3.86mg/dl）ではそれぞれ3.9％，2.1％であった．

新鮮血を試料とした平成24年度静岡県医師会精度管理調査では，参加96施設の結果で，低濃度（1.37mg/dl）で CV％は4.5％，高濃度（5.10mg/dl）では2.8％であった．

ラテックス免疫比濁法である SRL 静岡の内部精度管理結果では低濃度（0.36mg/dl）での CV 値は 5.0％前後，高濃度（2.00mg/dl）での CV 値は 2.2～3.2％と安定している．

高感度 CRP はネフェロメトリー法で，低濃度（347μg/dl）での CV 値は 3.0％前後，高濃度（1775μg/dl）での CV 値は 2.2～3.0％と安定している．

十数年前から販売され普及してきた標準物質 CRM 470 と，高感度 CRP 測定法，LAIA 法によって CRP 値は標準化され，今後のデータ収集・分析によって基準値の設定，各疾患での判定値も変化することが予想される．

2. 疾患との関連

CRP の上昇は非特異的反応であるが，組織損傷に鋭敏に反応するため炎症マーカーとして，広義の意味での腫瘍マーカーとして，また動脈硬化や冠動脈疾患との関連も検討され虚血性心疾患のイベント発症の予知マーカーとして CRP 測定は臨床的意義も認められている．

①炎症マーカー

CRP は，炎症刺激後のサイトカイン濃度の上昇に反応して，肝臓で産生される急性期蛋白である．感染などの炎症や組織障害に反応して血中濃度は急速に 1000 倍近くまで上昇し，原因となった疾患がなくなれば速やかに低下する．つまり炎症の程度を鋭敏に反映する．

ただし自己免疫疾患でも慢性関節リウマチでは活動性の指標とされるが，SLE では指標とはされていない．また慢性関節リウマチの関節症状が進行中であっても必ずしも CRP 値が高値とは限らない．

またウイルス性感染，小児，高齢者，強い免疫抑制剤使用時の細菌感染症などでは上昇の程度が低く，炎症マーカーとはなりえない点に注意を要する．

②動脈硬化マーカー

現在動脈硬化は慢性炎症であると考えられるようになり，炎症マーカーとして測定されていた CRP の臨床的意義が再検討されるようになった．その機序は，動脈硬化の病巣に T-リンパ球，マクロファージなどが集簇し，病巣から発生する炎症性サイトカイン（TNF，IL-1，IL-6 など）が肝臓での

CRPの産生を促進し，CRPは血中に放出される．また動脈硬化の起こりやすい高LDL血症，低HDL血症の状態では，増加したCRPがLDL分解産物と結合して動脈硬化病巣形成に関与すると考えられている．
　このことからCRP値より動脈硬化の進行を知り，虚血性心疾患などのイベントを予知することが可能であると考えられるに至った．
　③がんマーカー
　がん腫の場合，腫瘍の進展に伴って上昇し，特に転移のある場合は異常高値を示すことがある．また治療効果の有無によって低下を示すことから，治癒の効果を評価できる．
　デンマークの一般人口1万408例を最長16年間追跡した結果，高CRPは乳がんを除き，すべてのがん，特に肺がんリスクの上昇と関連していることが報告された．この報告では乳がんでは，早期の段階で検出されたためCRP値との関連が認められなかったと推測されている．CRP上昇は潜在的ながん，前がん状態によるという仮説，また慢性炎症は発がん因子であるという可能性を示唆するものであるという意見もある．

3. 高感度CRP

　従来の比濁法より数百倍の感度（0.01mg/l）の高い，測定値にばらつきが少ない測定法が開発され，1999年FDA（アメリカ食品医薬品局）認証を得ている．免疫比濁法（TIA法）では0.5mg/dl以下の値を精度よく測定することは難しいが，ネフェロメトリー，ラテックス免疫比濁法であるLPIA法を用いれば高感度に測定が可能である．
　高感度CRPは，検出限界0.015mg/dl以下，0.1mg/dlでの測定CVが3％以下の精度が条件とされているが，近年検出限界が向上し，汎用自動分析装置，LPIA法に国際標準物質であるCRM470を用いた基準測定体系で，検出感度・精度は上記高感度CRPの測定条件に近づいている．
　日本総合健診医学会の基本検査項目として平成22年度から，医学的な有用性，エビデンスから，またより良い方法を積極的に取り入れるという考え方から「CRPについては『高感度CRP』を実施しても良い」の一文が追加

された.

B 赤 沈

　赤沈は赤血球が重力で沈降する速度を測定するもので, 1917 年, Fahraeus が妊娠の診断に応用し, 1920 年 Westergren によってその手技が確立された. その後日本では結核を含む炎症性疾患の検出マーカーとして利用されてきた.

　亢進・遅延の原理は, 赤血球の表面は陰性に荷電しており, 陽性荷電を介して結合・凝集した場合に赤沈は亢進する. よって陽性荷電の γ-グロブリンやフィブリノゲンが増加する場合には亢進し, 陰性荷電のアルブミンが存在すれば凝集が阻止され, 遅延する. 沈降は連銭形成が進行する第 1 相（凝集期）, 急速に沈降する第 2 相（沈降期）, 沈降が進み赤血球層の密度が高くなり, 逆に沈降速度が遅くなる第 3 相（堆積期）に分類される.

1. 基準範囲と測定法
①基準範囲
　基準値は 1 時間値, 男性 2〜10mm, 女性は 3〜15mm で男性 10mm 以上, 女性 15mm 以上を促進, 男性 2mm 以下, 女性 3mm 以下を遅延とする. 高齢者は基準値より 5mm 程度の亢進がみられる.

　2 時間値の意味は 1 時間値の確認と, 1 時間値測定忘れのための補助的意味と考えられる. 筆者の行った赤沈 1 時間値と 2 時間値のデータ解析では, 1 時間の測定値を 3 段階に分類し 3 つの回帰式を作成し 2 時間値を推定すると, 一致しなかったのは自己免疫疾患の数例であった.

　血漿中のトリグリセライド濃度が高い場合には赤血球膜脂質の流動性が変化し赤血球集合が促進するため食後では亢進し, 運動後やストレスによる二次性赤血球増加症などでは遅延が考えられるが大きな影響はない.

②測定法
　液体内で球体が沈降する落下速度は球体と液体の密度の差に球体半径の二乗との積に比例し, 液体の粘度に反比例する（Stokes の式）. 測定に影響す

る因子として，抗凝固剤の種類や量，ピペットの太さ，長さ，立て方，検査温度などがある．沈降管が傾くと管壁に沿って血漿の上昇流が発生し（Boycott 効果），また室温が上がった場合にも早く沈降するので室温は 18～25℃としている．検査は原則的に採血後なるべく早く行う．放置時間が長いほど亢進する．

1993 年，国際血液標準化委員会（ICSH）はクエン酸血の代わりに EDTA 加全血を用いる Westergren 法を国際標準法と選定した．しかし日本では 1977 年の ICSH 勧告案のクエン酸加血での Westergren 法が普及している．

2. 疾患との関連

簡便で鋭敏な非特異反応であり，スクリーニング検査として測定され，また疾患の活動性や重症度を判断する指標として有用である．

感染症，自己免疫疾患などの炎症に対する反応，組織破壊によりアルブミンの低下，γ-グロブリン，フィブリノゲンの増加により赤沈の亢進が起こる．フィブリノゲンは肝臓で合成され，急性炎症，感染症，悪性腫瘍，心筋梗塞，糖尿病，自己免疫疾患，ネフローゼ症候群などで上昇する．フィブリノゲンが減少する病態，DIC などでは赤沈が遅延する．貧血では血液粘度

表 1 赤沈異常と考えられる疾患，関連検査

	考えられる疾患	精密検査，関連検査と追加検査
亢進	感染症	血算，CRP，尿検査，胸部 X 線検査，細菌検査
	膠原病	血算，CRP，自己抗体，補体価
	貧血	血算，血像，血清 Fe，フェリチン
	悪性腫瘍	腫瘍マーカー，内視鏡，画像検査，腹部エコー
	高 γ-グロブリン血症	免疫グロブリン，蛋白電気泳動
	心筋梗塞	ECG
	妊娠	尿中 HCG
遅延	DIC	血小板，FDP，APTT，フィブリノゲン
	多血症	血算，エリスロポエチン，骨髄検査

＊受診者からの身体症状，問診などから必要と思われる検査を追加する．

が低下し亢進し,多血症では遅延する(表 1).

C CRP と赤沈

赤沈も CRP も共に炎症性疾患を検出するマーカーであるが,CRP は自動化,定量化,標準化され少量の血液,短時間,かつ炎症反応をリアルタイムに反映するなどから各医療機関で広く利用されている.赤沈は亢進するまでに 24 〜 36 時間かかり,回復期においても CRP よりも遅れて正常化するため,臨床での炎症の経過観察の点では CRP が優れている.

2002 年度の健康保険請求統計からの推計(巽ら)では,CRP はおよそ 4600 万件であるのに対し,赤沈では 1000 万件である.静岡県 550 床の B 病院での実施は CRP の 1 カ月平均約 1000 件に対し,赤沈は約 360 件であった.C 健診機関では 1 年間の CRP 約 2000 件に対し,赤沈は 100 件足らずであった.

赤沈の利用が減少する理由として測定に 2 時間を要すること,検査に 2.0ml の全血液量が必要とされ,その手技において直接血液に触れる可能性があり感染の恐れがあること,また疾患特異性が高くないことなどがあげら

表 2 CRP と ESR

	CRP 陽性	CRP 陰性
赤沈亢進	炎症性疾患,細菌性疾患 組織崩壊があるとき 慢性関節リウマチ 全身性血管炎 多発性動脈炎 がん腫,肉腫,悪性リンパ腫 熱傷,外科手術	急性炎症回復期 貧血,ネフローゼ・妊娠 高 γ グロブリン血症 多発性骨髄腫 ウイルス性感染症 真菌感染症 SLE,シェーグレン症候群 白血病,脳梗塞
赤沈正常	急性炎症の初期	正常
赤沈遅延	炎症性疾患と合併した場合の (多血症,無フィブリノゲン血症,無 γ グロブリン血症)	多血症 無フィブリノゲン血症 無 γ グロブリン血症

れる．また温度の影響を受けやすく，管を垂直に立てる，測定値を正確に読むなど比較的技術的にも高い精度が要求される．これらを解消するために微量（1.28ml），30分，同時測定12～100検体可能な全自動赤血球沈降速度測定装置も販売されている．

CRPと赤沈の同時計測が健康保険上減点対象であることも赤沈の測定が減少してきたように思われる．

しかしながらCRPが高値，または赤沈亢進というだけでは原因疾患を特定することはできないが，CRP値の上昇程度と赤沈亢進は発生機序の異なることから両者の検査結果の組み合わせから疾患・病態を推定することができる（表2）．

D 異常をみたとき

CRP値2.0mg/dl以上の場合は細菌性感染症，悪性腫瘍，自己免疫疾患などが考えられる．まず赤沈，末梢血液像検査，白血球数と分画，血清アミロイドA，加えて感染症の疑いが示唆される場合は細菌培養など疑われる感染症に対する検査を実施する．組織損傷の場合はLDH，ASTも注意してみる．炎症が起こってからの反応は白血球の増加が早いが，白血球にも個人差があり反応は特異的ではない．

CRP値0.3～0.5mg/dlの軽度上昇の場合は肥満，喫煙などの全身状態，生活習慣の問診，軽度の糖尿病，高血圧などの血管性疾患を疑う．その時は一定期間の経過観察を行い同様の値を示しているかどうかを確認する．

健診時であれば胸部X線検査や問診，診療時の他覚的所見を組み合わせて精査を行うか，必要に応じて速やかに要受診の判定を行う．次回健診時に低下を示していれば一過性の炎症性疾患の可能性が高いが，変動がなければ自覚症状のない歯科疾患，動脈硬化性疾患などが疑われる．動脈硬化性疾患を疑う場合は頸動脈エコーなどの実施も考慮する．

▶おわりに

CRP，赤沈ともに疾患特異性はない．全身状態を把握するには有効な検査

のひとつではあるが，異常値の結果だけで直接診断をきたすことは困難である．異常を認めるも臨床症状のない場合は，CRP では炎症やがん，赤沈では潜在する慢性炎症疾患の存在に注意する必要がある．診断のための精査を指示または実施して，異常が認められない場合は経過観察として 1 カ月後に再検査を行うことが望ましい．

■文献
1) 山田誠史, 伊藤喜久, 梶井英治. 地域住民を対象とした高感度 CRP 疫学調査. 臨床検査. 2002; 46 (9): 989-93.
2) 中村治雄, 山下 毅, 本間 優. 日本人の基準範囲と動脈硬化のリスク度評価. 臨床検査. 2002; 46 (9): 951-8.
3) 巽 典之, 田渕倫美, 横田正春, 他. 総合健診システムにおける赤血球沈降速度検査の有用性とその理論的背景. 総合健診. 2003; 30 (6): 36-42.
4) 〆谷直人. C 反応性蛋白. In: 広範囲血液・尿化学検査. 第 7 版. 東京: 日本臨牀社; 2009. p.237-56.
5) C-reactive protein concentration and risk of coronary heart disease, stroke, and mortality: an individual participant meta-analysis: www.thelancet.com vol375 january 9. 132〜139, 2010.

〈田内一民〉

8 肝機能障害のフォローアップ

▶はじめに

　日本消化器病学会では，1966年に初めて「肝機能検査の選択基準」を発表し，以後改訂を重ねて「肝炎ウイルスマーカー・肝機能検査法の選択基準」が2007年12月に刊行されている[1]．肝機能検査と一口にいっても，炎症，胆汁うっ帯，蛋白合成，血流・解毒機能，門脈圧亢進など，様々な状態を反映する検査が含まれる（図1）．ゆえに，異常値発生の病態生理学的意義を充分把握したうえで，受診者への説明を行うとともに，さらなる精密検査を

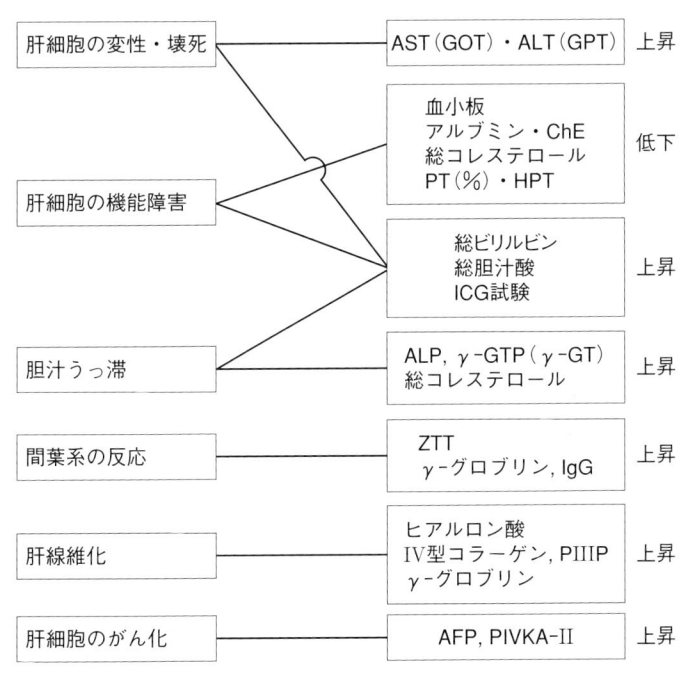

肝病態	肝機能検査	変動
肝細胞の変性・壊死	AST（GOT）・ALT（GPT）	上昇
肝細胞の機能障害	血小板 アルブミン・ChE 総コレステロール PT（%）・HPT	低下
	総ビリルビン 総胆汁酸 ICG試験	上昇
胆汁うっ滞	ALP, γ-GTP（γ-GT） 総コレステロール	上昇
間葉系の反応	ZTT γ-グロブリン, IgG	上昇
肝線維化	ヒアルロン酸 IV型コラーゲン, PIIIP γ-グロブリン	上昇
肝細胞のがん化	AFP, PIVKA-II	上昇

図1 肝病態と肝機能検査の関連（文献1より）

表 1 主な肝障害要因と肝障害合併率の変化

		HBV			HCV		
		陽性率	肝障害合併率		陽性率	肝障害合併率	
			軽度 (40-79 IU/l)	高度 (80 IU/l 以上)		軽度 (40-79 IU/l)	高度 (80 IU/l 以上)
1994 年	男性	1.13	0.22	0.05	1.92	0.64	0.52
	女性	1.10	0.03	0.01	2.57	0.66	0.33
2004 年	男性	1.32	0.2	0.07	1.19	0.28	0
	女性	1.05	0.05	0.06	1.29	0.32	0.09

選択することが求められる.

A 健診・人間ドックでみられる肝障害の原因

　肝障害はほとんど無症状で経過する.肝疾患の 7 割は,健診・人間ドックを契機に発見されるため,その意義は大きい.我々は PL 東京健康管理センターとの共同研究で,2004 年と 1994 年に人間ドックを行った 45,328 人(04 年: 22,785 人,94 年: 22,543 人)を対象に,主な肝障害要因(HBs 抗原陽性,HCV 抗体陽性,アルコール 41g 以上×週 6 日以上,超音波所見上の脂肪肝)と実際の肝障害合併率(ALT 40 〜 79 IU/l と 80 IU/l 以上)を調査した.その結果,2004 年では HBV と HCV はともに約 1 〜 1.3 ％の感染率で,肝障害合併率は HCV のほうが高く全体の約 0.3 〜 0.4 ％,感染者の約 20 〜 30 ％,HBV は全体の約 0.1 〜 0.3 ％で感染者の約 10 〜 20 ％であった.アルコールは男性で摂取率,肝障害合併率とも低下が明らかだった.脂肪肝は,男女とも近年増加傾向で,とくに男性では肝障害合併率が高かった(表 1)[2].肝障害側からみると,ALT 異常率自体は近年低下傾向となっているが,脂肪肝による障害が顕著に増加しており,逆に HCV とアルコールが低下傾向となっていた(図 2)[2].この数値は,調査地域,年度,受診者層などで変わると思われるが,疫学を知りながら肝障害を診ることも大切である.

	アルコール			脂肪肝	
陽性率	肝障害合併率		陽性率	肝障害合併率	
	軽度 (40-79 IU/l)	高度 (80 IU/l 以上)		軽度 (40-79 IU/l)	高度 (80 IU/l 以上)
4.01	3.52	0.68	13.83	4.29	1.35
3.65	0.13	0.05	5.20	1.25	0.34
7.85	2.27	0.41	23.45	6.00	2.55
3.66	0.09	0	7.78	1.07	0.34

B 健診で行われる肝機能検査とフォローアップに必要な基礎知識

　日本消化器病学会の肝機能研究班では，ドックや集団検診で選択されるべき検査項目を示している（表2）[1]．そして，健診・人間ドックで肝機能障害がみられた場合，基本的に程度の如何に関わらず専門医の受診を勧めることが望ましい．トランスアミナーゼ優位か，胆道系酵素優位かを見極めることが診断を詰める第一歩となる（図3）[3]．以下，基本的項目について解説する（基準値は施設によって異なるため参考値）．

1. トランスアミナーゼ

AST: aspartate aminotransferase（GOT: glutamic oxaloacetic transaminase）
ALT: alanine aminotransferase（GPT: glutamic pyrubictransaminase）
基準値：AST（GOT）10〜35 IU，ALT（GPT）5〜40 IU/l

　肝細胞の破壊に伴って血中に逸脱する酵素で，ともにグルタミン酸を産生するアミノ基転移酵素である．ASTは肝，腎，心臓，肺，筋肉，赤血球・白血球など多くの臓器・組織に分布するが，ALTは主に肝にのみ分布する．ASTが異常値を示す肝疾患の代表は，本邦においてはやはりウイルス性肝炎である．急性肝炎，慢性肝炎，肝硬変と様々なステージで上昇をきたす．脂肪肝，薬物性肝障害，アルコール性肝障害，自己免疫性肝障害，循環障害，

72　II. 各論

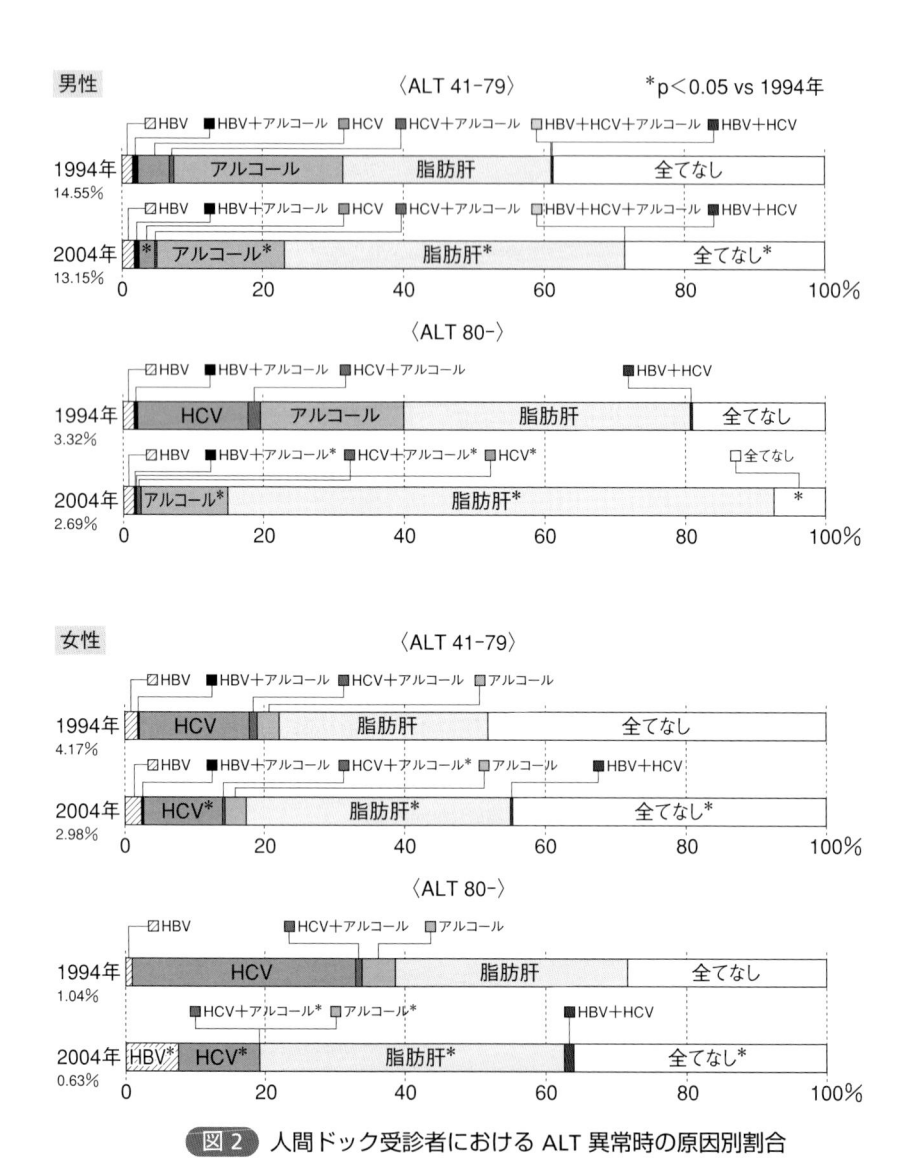

男性

〈ALT 41-79〉　　　*p＜0.05 vs 1994年

1994年
14.55%

2004年
13.15%

〈ALT 80-〉

1994年
3.32%

2004年
2.69%

女性

〈ALT 41-79〉

1994年
4.17%

2004年
2.98%

〈ALT 80-〉

1994年
1.04%

2004年
0.63%

図2　人間ドック受診者におけるALT異常時の原因別割合

表2 肝機能検査法の選択基準（文献1より）

	肝疾患の発見のための		測定意義			経過観察	
	集検	ドック	肝細胞障害の診断	胆汁うっ滞の診断	重症度の判定	急性	慢性
AST（GOT）	◎	◎	◎	◎		◎	◎
ALT（GPT）	◎	◎	◎	◎		◎	◎
ALP	○	◎	◎	◎		○	
γ-GTP（γ-GT）	◎	◎	◎	◎		○	○
総ビリルビン		◎	◎	◎	◎	◎	○
直接ビリルビン		○	○	◎	○	○	
総蛋白		○	○		○		○
アルブミン		○	○		◎		◎
ChE			○		◎		○
ZTT	○	○					
総コレステロール		◎	○	○	◎	○	○
プロトロンビン時間			○	○	◎	◎	◎
ICG試験					◎		○
血小板数		○			◎	○	◎

◎必須，○できるだけ行う
＊HBs抗原，HCV抗体の測定を同時に行うことが望ましい

金属代謝異常，甲状腺機能障害，閉塞性黄疸などあらゆる肝障害要因で上昇するが，一方，心筋梗塞，心筋炎，多発性筋炎，筋ジストロフィー，肺梗塞，腎梗塞，溶血性疾患など他臓器の問題でも上昇することを忘れてはならな

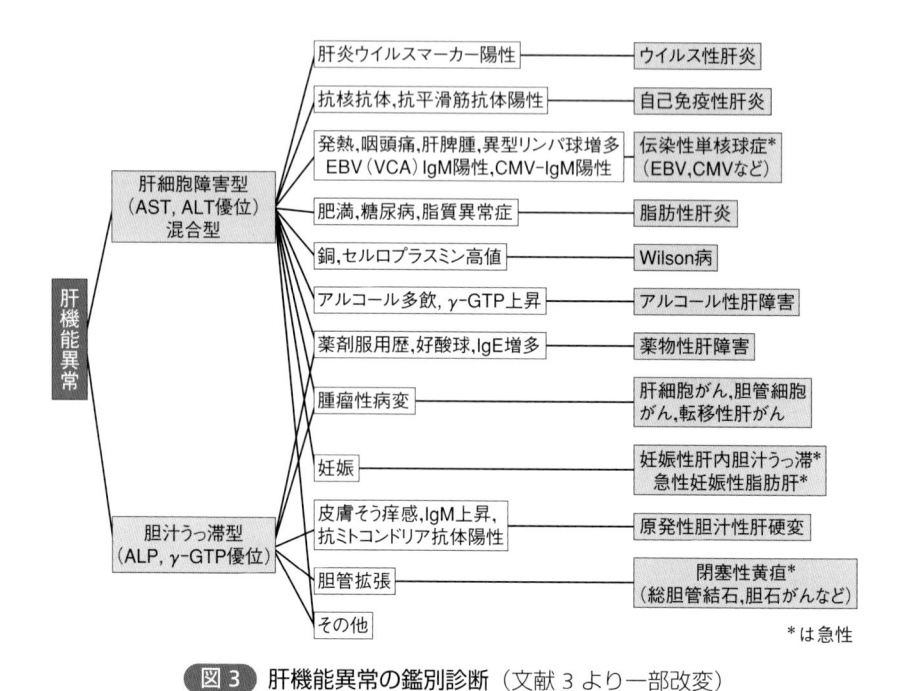

図3 肝機能異常の鑑別診断（文献3より一部改変）

```
肝機能異常
├─ 肝細胞障害型（AST, ALT優位）混合型
│   ├─ 肝炎ウイルスマーカー陽性 ─── ウイルス性肝炎
│   ├─ 抗核抗体,抗平滑筋抗体陽性 ─── 自己免疫性肝炎
│   ├─ 発熱,咽頭痛,肝脾腫,異型リンパ球増多 EBV(VCA)IgM陽性,CMV-IgM陽性 ─── 伝染性単核球症*（EBV,CMVなど）
│   ├─ 肥満,糖尿病,脂質異常症 ─── 脂肪性肝炎
│   ├─ 銅,セルロプラスミン高値 ─── Wilson病
│   ├─ アルコール多飲,γ-GTP上昇 ─── アルコール性肝障害
│   └─ 薬剤服用歴,好酸球,IgE増多 ─── 薬物性肝障害
│
├─ 腫瘍性病変 ─── 肝細胞がん,胆管細胞がん,転移性肝がん
├─ 妊娠 ─── 妊娠性肝内胆汁うっ滞* 急性妊娠性脂肪肝*
│
└─ 胆汁うっ滞型（ALP, γ-GTP優位）
    ├─ 皮膚そう痒感,IgM上昇,抗ミトコンドリア抗体陽性 ─── 原発性胆汁性肝硬変
    ├─ 胆管拡張 ─── 閉塞性黄疸*（総胆管結石,胆石がんなど）
    └─ その他
```

*は急性

い．ALT は前記の各種肝疾患や胆道疾患で上昇し，多くの場合 ALT 優位で AST と同様の動きを示すが，うっ血肝，アルコール性肝障害，肝硬変では AST が優位となる．双方とも基準値以下の低値を示す場合，臨床的には問題ないと考えられる[4]．

2. アルカリホスファターゼ（ALP）

基準値：日本臨床化学会（JSCC）勧告準拠法　成人 104～338 U/l

アルカリホスファターゼ（ALP）は全身の臓器，組織中の細胞膜に局在しリン酸の転送に関与している．γ-GT と同様に誘導酵素であり逸脱酵素ではない．肝・胆道疾患とくに肝内性もしくは肝外性胆汁うっ滞をきたす場合や，骨疾患や骨転移など骨形成性の疾患・病態が疑われるときに高値となるが，高頻度はやはり肝・胆道疾患で，血清 ALP 著増にもかかわらずビリルビン

の上昇がないか軽度上昇の場合は肝がん（原発性，転移性）などの限局性肝疾患，総胆管結石や胆道系腫瘍での不完全胆道閉塞，慢性肝炎，肝硬変が考えられる．原発性胆汁性肝硬変（PBC），原発性硬化性胆管炎（PSC）では持続的な上昇がみられ，胆道感染症，急性肝内胆汁うっ滞型薬剤性肝障害やアルコール性肝炎では急峻で高度な上昇が示される．一方，年齢や性差がみられ，男性は女性より10〜20％，成長期の小児は成人の2〜3倍高値となることを念頭にする必要がある．血清ALP上昇の際は電気泳動によりALPアイソザイムの測定を行う．ALP1（高分子ALP），ALP2（肝型ALP），ALP3（骨型ALP），ALP4（胎盤型ALP），ALP5（小腸型ALP），ALP6（免疫グロブリン結合型ALP）に分類される[4]．

3. γ-GTP: γ-グルタミルトランスペプチダーゼ
γ-GT: γ-グルタミルトランスフェラーゼ

基準値：成人男性 $0〜50\,IU/l$，女性 $0〜30\,IU/l$

グルタチオンのようなγ-グルタミルペプチドを加水分解してN末端を他のアミノ酸に転移させる酵素で，γ-GTPとγ-GTは同じと考えてよい．吸収や分泌に関連する種々の臓器に分布し，肝臓のみならず，腎尿細管，膵臓，小腸繊毛，脳などに多く含まれる．しかし血清γ-GTPの大部分は肝由来で，尿中のγ-GTPは腎由来である．肝胆道疾患に特異性が高いため，ALPやLAPと同様に胆道系酵素として胆汁うっ滞の病態（肝内，肝外）の診断に用いられる．血清γ-GTPに異常を認める場合，アルコール歴，薬物服用の有無を聴取するとともに腹部超音波検査で脂肪肝や胆管拡張もしくは狭窄，胆石，肝胆膵系の腫瘍性病変が存在しないか検索する．とくにALPやトランスアミナーゼ値に比較して血清γ-GTPが著明に上昇している場合，アルコールや薬物の関与が考えられる．ALPなど胆道系酵素の明らかな上昇や高ビリルビン血症を伴う場合，胆汁うっ滞が考えられ腹部超音波検査が優先される．ウイルス性肝炎や肝硬変の患者で，γ-GTPとALPの胆道系酵素が上昇している場合は肝がんを疑う．慢性の肝内胆汁うっ滞症でPBCが疑われるときにはミトコンドリア抗体やミトコンドリアM2抗体，IgMなどの

表 3　肝臓における精密検査とその意義（文献 1 より）

検　査	特に注目される病態・疾患
ALP アイソザイム	ALP 上昇例の鑑別
ICG R_{max}	肝予備能の判定
蛋白分画	慢性肝障害診断，肝硬変の推定
血中アンモニア，遊離アミノ酸	肝性昏睡，劇症肝炎
総胆汁酸	無黄疸性肝障害，重症度の判定
尿ビリルビン	黄疸の鑑別
血清鉄	ヘモクロマトーシスなど
セルロプラスミン	Wilson 病
肝線維化マーカー	活動性肝病変，肝線維化
血液の凝固因子・線溶因子・阻止因子	肝細胞障害，重症度の判定
抗核抗体（ANA）	自己免疫性肝炎
抗ミトコンドリア抗体（AMA）	原発性胆汁性肝硬変
AFP，PIVKA-Ⅱ	肝細胞がん

検査を考慮する（表 3）[1].

4. その他

人間ドックでは，総ビリルビン，アルブミン，コレステロールが必須項目としてあげられている．総ビリルビンは胆汁うっ滞の，アルブミンは蛋白合成の，またコレステロールは胆汁うっ滞，肝合成能双方の指標として用いられる．

図 3 と表 3 に肝障害発見時の診断へのアルゴリズムと精密検査について示した．先述のように，我々のデータでも原因の多くは脂肪肝であり，生活習慣の改善により経過観察できる例は多い（図 2）．しかし，基本的には肝障害の原因は非常に多岐にわたるため，とくに初発見時には軽度の異常であっても再検や精査を行うことが必要と考えられる．

■文献
1) 日本消化器病学会関連研究会肝機能研究班編著. 肝炎ウイルスマーカー・肝機能検査法の選択基準. 東京: 文光堂; 2007.
2) 西崎泰弘, 田村政紀, 小川哲平, 他. 健診における肝機能障害要因と肝機能異常者の近年 10 年間の変化に関する検討. 第 92 回日本消化器病学会総会. 北九州, 2006.
3) 坪内博仁, 井戸章雄, 馬渡誠一. 肝障害患者を診たとき―軽度肝障害から劇症化までの肝機能検査の読み方. 日本医師会雑誌. 2009; 138(6): 1075-9.
4) 西崎泰弘. 検査のしくみ・検査値の読み方. 東京: 日本実業出版社; 2009.

〈西﨑泰弘〉

9 ウイルス性肝炎検査異常のフォローアップ

▶はじめに

　肝炎ウイルスは現在 A・B・C・D・E 型肝炎ウイルスなどが知られているが，健診後フォローにおいては慢性肝炎，肝硬変さらに肝がんに深く関連する B 型肝炎ウイルス（HBV）と C 型肝炎ウイルス（HCV）の持続感染が重要であるため，これに焦点を当てて記述する．

A 持続感染者の抽出と必要検査

　HBV についてはその外被蛋白である HBs 抗原の陽性が感染の指標となる．急性感染との鑑別が必要な場合は IgM 型 HBc 抗体を測定し，急性肝炎では高値となり慢性肝炎では低値となり判別できる．

　検査間隔・治療方針の検討には，増殖性の指標となる HBe 抗原・抗体とウイルス量を示す HBV・DNA 量の測定が必要である．なお，HBs 抗原陰性・HBs 抗体陽性の場合，一般的には HBV の感染の既往やワクチンによる免疫獲得を意味する．

　HCV については HCV 抗体によるスクリーニングのうえ，陽性者に対し持続感染の確認のため，最も感度が高くかつ高ウイルス量まで定量が可能なリアルタイム PCR 法（測定範囲: 50 IU/ml 〜 $10^{7.8}$ IU/ml）で HCV・RNA を検査する（陰性の場合は，現在治癒している既往感染と考える）．さらにジェノタイプも検査し治療方針を検討する．

　経過観察のためには一般肝機能検査に加え，全血算，プロトロビン活性値，腫瘍マーカーを適宜追加し，年 2 〜 4 回の腹部エコー検査を行う．

　肝炎の活動性の指標は ALT であり肝細胞障害の程度を示す．正常範囲の場合は，肝炎を伴わないキャリアーである可能性が高い．6 カ月以上の ALT の変動の持続により慢性肝炎と診断する．肝硬変への進展は血小板数・アル

ブミン値，コリンエステラーゼ・総コレステロール・プロトロンビン活性値の低値，AST/ALT 比の逆転，および腹部エコー検査における脾腫大・肝右葉萎縮と左葉腫大・肝表面凹凸・辺縁の鈍化などより判断する．

長期的フォローにあたっては極力脱落を防ぐため，両肝炎の自然史や治療法・肝がんの診断法について十分に理解したうえ，受診者に情報を提供することが重要であり，治療や精査が必要とされる適切な時期に専門医への受診を勧奨する必要がある．日本肝臓病学会より「慢性肝炎の治療ガイド」[1] と「科学的根拠に基づく肝癌診療のガイドライン」[2] が発刊されておりその内容を紹介する．

B HBV 自然史と経過観察

我が国に多いジェノタイプは C と B であり，成人感染では不顕性ないし急性肝炎の経過をとるが，母子間による垂直感染では 90％が持続感染に移行する（欧米にみられるジェノタイプ A による成人感染では 10％が持続感染に移行し，国際化社会により我が国でも問題となりつつある）．

垂直持続感染において免疫応答が弱い幼少期は，増殖性を示す HBe 抗原が陽性，DNA 量は 10^7 コピー/ml 以上であるが肝炎は誘発されない．思春期以降免疫応答が始まると肝炎が誘発され，HBV 感染肝細胞は徐々に排除され HBe 抗原が減弱する．そして HBe 抗原の消退後 HBe 抗体が陽性化，DNA 量は 10^5 コピー/ml 未満となり肝炎は沈静化する．このセロコンバージョン（SC）は 20 歳代までに 80～95％に起こる．残りの 10～15％は肝炎が持続し慢性肝炎となり，一部が肝硬変，肝がんに進展する．

慢性肝炎では 35 歳未満まで年率 5～10％で SC が期待できるが，これ以降の年代では生じにくい．また SC 後でも 20～30％に変異株の増殖に伴う再燃が起こることに留意が必要である．

最終的には HBs 抗原が年率 1％で陰性化し HBs 抗体が陽性となり，治癒期を迎える．

定期検査は，HBe 抗原陽性あるいは HBV・DNA>10^4 コピー/ml の場合，ALT 正常であれば無症候性キャリアーとして 3～6 カ月毎に行う．ALT 異

常であれば 1〜3 カ月毎に検査を行い ALT 変動が 6 カ月以上持続すれば慢性肝炎と診断する．HBe 抗原陰性あるいは HBV・DNA≦10^4 コピー/ml の場合，ALT 正常が持続すれば無症候性キャリアーのことが多く 6〜12 カ月毎に定期検査する．ALT 変動が持続し HBV・DNA 陽性であれば慢性肝炎状態と考える．慢性肝炎と判断した場合，抗ウイルス療法の検討が必要なため専門医受診を勧奨する．

なお，HBV 感染予防については 1986 年より，B 型肝炎母子感染予防事業により HBs 抗原陽性妊婦よりの新生児に感染予防処置が行われている．HBV キャリアーの配偶者や医療従事者に対して HBs 抗原・抗体を検査し陰性であれば HBV ワクチン接種対象となる．

C HCV 自然史

HCV は，過去の輸血・血液製剤の汚染や覚醒剤などの注射器・針の使い回しなど血液を介して感染し，70％が持続感染に移行する．このうち約半数は ALT が基準値内で安定している慢性肝炎の状態であり，ALT 上昇を伴う活動性肝炎は，緩徐に線維化が進み，新犬山分類の F1 から F4（肝硬変）に至る．進行速度は年率 0.1 段階で F4 まで約 40 年と考えられ，60 歳以後では加速も認められる．線維化の程度により肝がん発生の危険が高まり，年率，F1 で 0.5％，F2 で 1％，F3 で 5％，F4 で 8％の発がんを認める．

D 治 療

慢性肝炎の治療については厚生労働省研究班から B 型・C 型慢性肝炎のガイドライン[3]が出され，日本肝臓病学会のホームページよりダウンロードできる．

E B 型慢性肝炎の治療

HCV と異なりウイルスの排除が困難なため，ウイルス増殖の抑制，肝炎の沈静化が目標となる．年齢（35 歳），HBe 抗原，HBV・DNA 量（コピー/ml）によって治療指針が決められ，ALT≧31 で，HBV・DNA 量について

HBe 抗原陽性の場合は 10^5 以上，HBe 抗原陰性の場合は 10^4 以上，肝硬変の場合は 10^3 以上が治療検討の対象となるが，自然経過で SC の可能性が少ないか進行性の可能性が高い例に治療が行われる．

　抗ウイルス療法には，核酸アナログ剤とインターフェロン（IFN）療法による治療がある．前者は 35 歳以上，後者は 35 歳未満が主な対象者となる．

　HBV は核内 HBV・DNA より転写された mRNA を鋳型として，細胞質内で逆転写酵素により HBV・DNA が合成されるという特異な複製過程を経て増殖する．このため逆転写酵素阻害作用をもつ核酸アナログ剤の開発により，強力に HBV の増殖を抑制できるようになった．しかしながら核内 HBV・DNA は逆転写酵素阻害剤による影響を受けず長期間存在するため HBV の根絶は困難であり，治療を中止すると多くは増殖が再開して肝炎が再燃する．また中止の指標が確立されていないため長期的服用が必要である．他の問題点として薬剤耐性を有する変異株が高率に出現し，break through hepatitis を起こすことがある．さらに催奇形の危険性もあるため，肝臓の線維化が進んでいない限り SC が期待できる 35 歳代までは第一選択とはならない．一方，肝硬変では核酸アナログが発がんや病変進行の抑制につながり積極的に勧められる．

　現在，核酸アナログの中では強力なウイルス増殖抑制を有し耐性化の少ないエンテカビルが第一選択となる．すでに先に開発されたラミブジンを使用している場合は耐性化率が高いため，耐性化前にエンテカビルに切り替えるか，耐性化後はアデホビルとの併用により肝炎憎悪の抑制を検討する（使用 3 年後耐性化のない場合は，ラミブジンを継続使用する）．

　IFN 療法は抗ウイルス蛋白の細胞内誘導と免疫賦活作用により SC を年率 20 〜 30 ％程度に高める．HCV の場合と異なりウイルスの排除は困難であるが，SC が得られた場合，治療後も効果が持続するため，SC が期待できる 35 歳未満の治療ではドラッグフリーを目指し IFN が第一選択となる．HBe 抗原陽性者で ALT が正常の 2 倍以上（特にピーク直後）の例が対象となるが無症候性キャリアーには効果がない．一方，肝炎の急性憎悪や肝硬変では肝不全を誘発するので使用できない．QOL より自己注射が推奨され治

療期間は 16 週から 24 週である．

F C型慢性肝炎の治療

HCV の治療は肝細胞障害を反映する ALT 高値（>30）あるいは肝線維化を反映する血小板低下（15 万/μl 以下）が対象となる．目標はウイルスの排除であり，インターフェロン（IFN）療法が主軸をなす．ジェノタイプとウイルス量を勘案しながら IFN の長期投与，自己注射，核酸アナログであるリバビリン（RBV）の併用，さらには長時間作用のペグインターフェロン（PEG-IFN）の使用などにより，治療後 6 カ月まで HCV の持続的陰性化（SVR）が HCV 全体で 60 ％まで改善されている．

HCV-RNA が，100KIU/ml 以上を高ウイルス量とする．日本でのジェノタイプは 1 型（Ib）と 2 型（IIa, IIb）があり，70 ％が 1 型で IFN 抵抗性である．

低ウイルス量の場合は IFN 単独と RBV 併用療法との間で治療効果に差がないことより，副作用軽減のため単独 IFN 療法が推奨され 24 週までの投与となる（PEG-IFN で，24～48 週投与）．

高ウイルス量あるいは再投与の場合は PEG-IFN と RBV 併用療法が選択され，1 型では 48 週投与，2 型では 24 週投与が基本となる．これにより難治とされた 1 型高ウイルス量例でも約 50 ％の SVR が得られようになった．1 型・高ウイルス量例で投与開始後 12 週前に HCV 陰性化した例は 70 ％の SVR が得られるが，陰性化が遅れた例（特に 24 週後陰性化例）では SVR は大きく低下するため治療期間の延長が必要となる．

IFN の副作用として 1～2 週間に発熱・筋肉痛・全身倦怠・白血球および血小板減少・食欲不振，2～3 カ月後にうつ状態・脱毛・間質性肺炎などがある．RBV 併用の場合，溶血性貧血が加わり IFN 単独時より副作用頻度は高まる．

さらに 1 型高ウイルス量の治療に際して，HCV 増殖に必要な HCV 遺伝子非構造蛋白であるプロテアーゼに対する経口阻害剤であるテラプレビル（TPV）が開発され PEG-IFN と RBV との併用療法に添加することにより，SVR が 70 ％に改善され，わが国でも 2011 年から 65 歳以下に対して使用が

承認されている．しかし3剤の併用により PEG-IFN，RBV の副作用は増強され，重篤な皮膚障害の発生も認められている[4,5]．

2013 年現在，新たなプロテアーゼ阻害剤であるシメプレビルとの併用の承認が待たれている他，ヌクレオチドポリメラーゼ阻害剤（ソフォスビル）との併用や経口抗ウイルス剤のみの併用による IFN フリー治療が報告され[6,7]，今後，新薬剤と組み合わせにより一層の改善が期待される．

IFN・RBV 併用療法の非適応例・無反応例では IFN の長期投与が必要である．

非代償性肝硬変においても IFN 療法により発がん抑制効果が得られる．高齢・進行性肝病変のため強い IFN 療法が困難な場合は，少量長期投与により ALT 安定化が得られることも多く発がん抑制が期待される．

治療中に HCV 陰性化が得られなかった例や IFN 非適応例では肝機能の正常化あるいは肝がん予防を目指した肝庇護剤（ウルソデオキシコール酸：UDCA，グリチルリチン製剤：SNMC），除鉄療法，分岐鎖アミノ酸剤を単独あるいは組み合わせた治療を検討し，発がん危険度に従った肝がんサーベイランスを行いながら一般的肝機能検査を適宜行う．UDCA については 600mg 経口投与により ALT が 30％前後低下し，5 年間の後ろ向き試験で投与群：非投与群比が 17.9％：39.1％/5 年の肝がん発生抑制報告されている[8]．また SNMC では，40〜100ml/回の静注，週 3 回投与により ALT が 23〜50％低下し，コホート研究で投与群：非投与群比が 13.3％：26.0％/5 年であることが報告され，両剤の治療により発がん抑制の可能性がある[9]．

ALT ≦ 30 かつ血小板 15 万/μl 以上の例では，肝がんの発がんリスクが低いことを勘案し次世代の治療方法の開発を待ちながら，2〜4 カ月毎に血清 ALT をフォローし，抗ウイルス剤の治療の適応を検討する．

G 肝がんサーベイランス

我が国において原発性肝がん（HCC）の 90％は B 型・C 型肝炎が原因であり，肝がん早期発見のため感染者の抽出後，各種検査より高危険群の判

定と囲い込みが可能である．HCV においては肝の線維化の進行に伴って発がん危険度も高まるが，HBV においては線維化のみならずヒトゲノムへの組み込みによる発がんの可能性も指摘され，若年者・無症候性キャリアー・肝炎沈静例にも発がんが認められるので注意が必要である．

　HCV において血小板数と肝臓の線維化との関連が確認され，指標として用いられる．平均血小板数は，F 1 で 18 万，F 2 で 15 万，F 3 で 13 万，F 4 で 10 万以下であるが，ばらつきがある．補助的検査として，ヒアルロン酸，IV 型コラーゲンが有用である．

　一般的に，HCC は多段階進展のうえ，乏血性腫瘍（早期肝がん）を経て直径 2cm 以上となり多血性腫瘍（古典的肝がん）となる．サーベイランスでは超音波検査と腫瘍マーカーの定期的検査が基本となる．腫瘍マーカーには AFP，PIVKA II，AFP・LP 3 がある．AFP・PIVKA II を測定し AFP≧20ng/dl の場合，AFP・LP 3 を測定する．

　適正な検査間隔を示すランダム化対照試験はないが，B 型・C 型肝硬変は超高危険群として 3〜4 カ月毎に，B 型・C 型慢性肝炎は高危険群として 6 カ月毎の定期検査が推奨されている．超音波検査で結節性病変が疑われた場合は，造影 CT あるいは造影 MR 検査を行い多血性腫瘍（動脈相で高吸収信号域，門脈相，平衡相で低吸収信号域）が確認できれば，HCC と診断できる．非典型所見で確診できない場合，直径 2cm 以下を目途として，超音波検査で 3 カ月毎に経過観察し有意な径の増大を認めれば治療の適応となる．超音波検査で結節病変を認めなくとも AFP の持続的上昇，AFP≧200ng/dl，PIVKA II≧40mAU/ml，AFP・LP 3≧15 ％の場合は，造影 CT あるいは造影 MR 検査を行う．

　超音波検査には，横隔膜下・肝表面など死角があること，そして肝硬変症では背景肝が粗雑なパターンのため 2cm 以下の結節病変の発見が十分とはいえないことより，超高危険群では年に 1〜2 度の造影 CT/MR を行うことが勧められる．

■文献
1) 日本肝臓病学会, 編. 慢性肝炎の治療ガイド 2008. 第1版. 東京: 文光堂; 2009.
2) 日本肝臓病学会, 編. 科学的根拠に基づく肝癌診療ガイドライン 2009年版. 東京; 金原出版: 2009.
3) 平成20年度厚生労働省科学研究費補助肝炎等克服緊急対策事業(肝炎分野). 主任研究者　熊田博光. 2009年改訂.「肝硬変を含めたウイルス性肝疾患の治療の標準化に関する研究」「厚生労働省研究班による慢性B型肝炎の治療ガイドライン」「厚生労働省研究班による慢性C型肝炎の治療ガイドライン」「厚生労働省研究班による血清ALT正常C型肝炎例への抗ウイルス治療ガイドライン」「厚生労働省研究班によるウイルス性肝硬変治療ガイドライン」
4) McHunthison JG, et al. Telaprevir with peginterferon and ribavirin for chronic HCV genotype 1 infection. N Engl J Med. 2009; 360: 1827-38.
5) Hezode C, et al. Telaprevir and peginterferon with or without ribavirin for chronic HCV infecion. N Engl J Med. 2009; 360: 1839-50.
6) Lawitz E, et al. Sofosvir for previously untreated chronic hepatitis C infection. N Engl J Med. 2013; 368: 1878-87.
7) Jacobson IM, et al. Sofosvir for hepatitis C genotype 2 or 3 in patients without options. N Engl J Med. 2013; 368: 1867-77.
8) Tarao K, et al. Uradiol use is possibly associated with lower incidence of haepatocellular carcinoma in hepatic C virus-associated liver cirrhosis. Cancer Epidemiol Biomarkers Prev. 2005; 14: 164-9.
9) Ikeda K, et al. A long-term glecyrrhizin injection therapy reduces hepatocellular caricinogenesis rate in patints with interferon-resistant active chronic Hepatitis C: Cohort study of 1249 patients. Dig Dis Sci. 2006; 51: 603-9.

〈大野　仁〉

10 心電図検査異常のフォローアップ

▶はじめに

　本稿では健診でみつかることの多い心電図異常について，発見後の事後指導について記載する．健診でみつかる心電図異常としては，心筋虚血および不整脈疾患の頻度が高く，さらに重要度も高い．心筋虚血（ST-T 変化）については次項の「負荷心電図異常フォローアップ」に記載があるため，本稿では主に不整脈疾患に関して述べる．

A 心室性期外収縮（PVC）

　心室性期外収縮は健診でみつかる心電図異常の中でも頻度の高いものであり，その対処を要求されることも多い．基本的な話として，基礎心疾患を有しているかどうかで，PVC の性質および対処は大きく異なる．

1. 基礎心疾患のない PVC

　基礎心疾患がないことを確認するのは，心電図，胸部 X 線，さらに心エコー所見によって判断する．基礎心疾患がなくて出現する PVC は，原因不明として扱われ，特発性 PVC とよばれ，良性のことがほとんどである．特発性 PVC の多くは特徴的な心電図波形をしており，左脚ブロック型で下方軸（II, III, F で陽性）を呈している．右室流出路に原因を有していることが多い．

　このようなタイプで次に検索すべきことは，ホルター心電図および運動負荷心電図によって PVC の出現状況を評価することである．評価項目としては，PVC 波形が単一なのか複数なのか（単源性か否か），連発の有無（3 連発以上は心室頻拍とみなす），全体の出現数（1 万発以上は頻発と考える）などをチェックする．特発性 PVC の場合，治療を必要とすることは多くは

ない．明らかな連発が出現している場合以外は，そのまま経過を観察することが多い．治療を要するのは症状が強い場合と連発が多い場合であり，通常はまず薬剤の効果を確認する．β遮断薬が著効することが多いが，あまり効果を示さないこともある．現在特発性 PVC はカテーテルアブレーションによって根治できることが多く，本人に根治希望がある場合には専門施設に紹介することが望ましい．

2. 基礎心疾患のある心室性期外収縮

基礎心疾患としては，虚血性心疾患，心筋症を代表として，あらゆる心疾患が原因となりうる．特発性と比較して，さらに危険な心室性不整脈（心室頻拍や心室細動）へと移行する危険性を秘めているが，心疾患が存在する以上，健診の心電図で PVC が捕まる可能性もまた多い．ホルター心電図による評価を要することは特発性と同様であるが，この場合には危険性が予想される場合には植え込み型除細動器（ICD）の植え込みを要する点が異なる．早めに専門施設へ紹介することが望ましい．

B 心房細動

頻脈性不整脈の中で最も頻度が高く，無症状の場合には健診で初めて発見されることも多い．不整脈としてはただちに命に関わるものではないので軽視されがちであるが，その一方で明らかに進行性疾患であり，健診での発見とその後のフォローアップ（事後指導）がきわめて重要となる．進行性疾患の常として，早期段階での治療と進行してからの治療では大きく異なってしまう．特に根治を考えるのであれば，早期段階での処置が肝要である．

健診の心電図が心房細動であった場合の対処法
①いつから心房細動なのか？

どの程度の進行状態であるのかをまず評価する必要がある．発作性（出たり止まったりしている状況）なのか，慢性（なりっ放しになっているのか）になっているのかをまず確認する．受診者の過去の心電図や情報があるので

あれば，それと比較する．さらにホルター心電図を施行することで心房細動の出現（持続）状況を確認する．

②心疾患および全身疾患の有無のチェック

心臓の聴診，胸部 X 線などは当然として，心エコーを施行することで，器質的心疾患（弁膜症，心筋症，虚血性心疾患など）の有無を検索する．血液検査上，甲状腺機能亢進症の有無をチェックしておくことも重要である．最近では心 CT 検査によって心房の構造や心房内血栓の有無もある程度評価することが可能である．

③心房細動発作はすべて病気か？

初発の心房細動発作の約半数は，その後再発しないことが判明している．残りの半数は発作を繰り返し，発作性から持続性，慢性へと進行してゆく．特に，アルコールやストレスなどによって一時的に生じた心房細動はその後は消失することが少なくない．比較的若年者であれば，心房細動発作が再発しないかどうかを時々チェックする程度でよいと考えられる．

④抗凝固治療

心房細動症例に対する治療の第一歩は血栓予防治療である．使用される薬剤はアスピリンまたはワルファリンであるが，現在の循環器学会ガイドラインではアスピリンの使用は推奨されておらず，CHADS 2 スコアの点数に従ってワルファリンを使用することを推奨している．このスコアは難しいものではなく，以下の 5 つの項目に従って点数をカウントする．

　　C：Congestive Heart Failure
　　　　（心不全，つまり心機能が低下している人）……………1 点
　　H：Hypertension（高血圧）………………………………………1 点
　　A：Age（年齢 75 歳以上）…………………………………………1 点
　　D：Diabetes mellitus（糖尿病）……………………………………1 点
　　S：Stroke or TIA（脳卒中か一過性脳虚血発作の既往）……2 点

CHADS 2 スコアで 2 点以上の場合には必ず，また 1 点でもできるだけワルファリンを投与することが推奨されている．要するに心房細動症例の中で

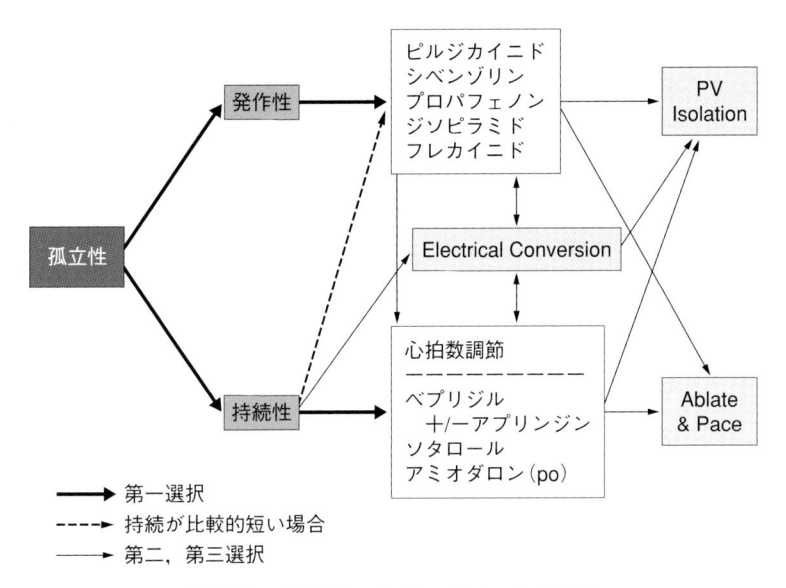

図1 孤立性心房細動に対する治療戦略

→ 第一選択
---- 持続が比較的短い場合
— 第二，第三選択

ワルファリンの内服が必要な人をはっきりさせるためのスコアといえる．特に高血圧や糖尿病や心不全がある患者の心房細動では，アスピリンでは脳梗塞予防効果が低く，ワルファリンを使用する必要がある．高リスクの患者にワルファリン未使用下で脳梗塞を発症した場合には責務を問われる時代ともいえ，十分な注意を要する．

⑤心房細動自体への治療

通常はまず抗不整脈薬を用いて心房細動の発生を抑制することを行う（リズムコントロール治療）．日本循環器学会が推奨する抗不整脈薬使用ガイドライン[1]を図1に示す．一方でレートコントロール（心拍数制御のみを行う）という選択肢もあるが，これは心房細動自体の治療はあきらめることを意味し，高齢患者や進行度の高い患者以外では洞調律の維持を目指すことが自然であろう．

⑥専門施設への紹介

心房細動の治療および管理は非常に多岐にわたる．上記の薬剤治療だけで

なく，現在ではカテーテルアブレーションによる根治を目指す治療も広く行われるようになってきている．保存的な薬物治療を続けるのか，それとも積極的な根治治療を行うのかということを含めて，健診で発見された心房細動患者は一度は専門施設での精査と方針決定を行うことを薦める．

C Brugada 症候群

1. Brugada 症候群とは？

Brugada 症候群とは，特発性心室細動の一種（基礎心疾患なしに心室細動を生じる）で，安静時心電図上右側胸部誘導（V_{1-3}）に特徴的な ST 上昇を呈する病態である．V_F の初発年齢は 40 ～ 50 歳であり，その多くは夜間睡眠中や安静時に生じることから，我が国で古くから夜間に生じるポックリ病の少なくとも一部は Brugada 症候群に起因すると考えられている．

心室細動が確認されていれば診断は容易であるが，そのような典型例は少なく，無症状で心電図波形のみが Brugada 型を呈するケースに健診でしばしば遭遇する（1000 人に 1 人程度存在するといわれる）．このような Brugada 型心電図を呈する人のなかに本物の Brugada 症候群症例が含まれているわけであるが，その真偽のほどを確実に鑑別する方法はいまだにない．だからといって，健診で遭遇する無症状の Brugada 型心電図保有者についていたずらに危険視することは患者の不利益につながる可能性が高い．

以下，現時点での判断基準について述べる．

2. 心電図診断基準

当初は右脚ブロックと ST 上昇とされていたが，右脚ブロックを伴わない症例も多いため，右側胸部誘導での特徴的な ST 上昇が最も重要とされている．ST 上昇の形態から，上に凸の coved 型（入江様）と下向きに凸の saddle back 型（馬鞍様）があり，3 つのパターンに分類されている．Type 1 は coved 型 ST 上昇，Type 2 は saddle back 型で窪みの部分が 1 mm 以上上昇するもの，Type 3 は saddle back 型で窪みの部分の上昇が 1 mm 未満のものと定義されている（図 2）[2]．

consensus report の心電図分類

Type 1　　　　Type 2　　　　Type 3

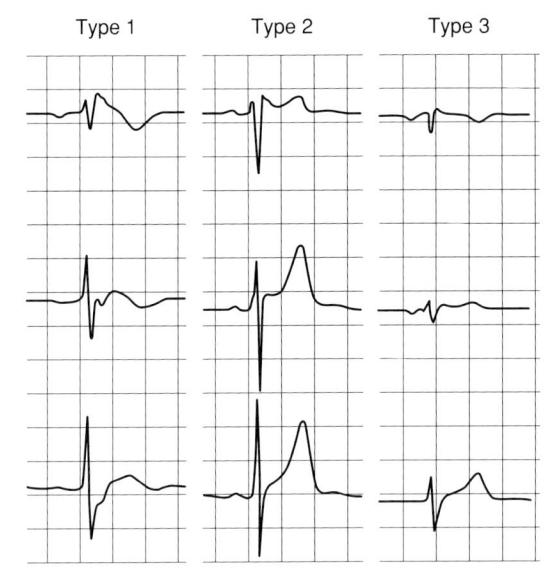

図2 Brugada 型心電図
consensus report の心電図分類で，いずれも心室細動発作をきたした患者の心電図である．

　Brugada 症候群の予後において，Type 1 心電図が心室細動および突然死の発生に密接に関係していることが示されており，coved 型 ST 上昇を検出することがきわめて重要である．高位肋間記録のみで Type 1 心電図を呈する場合も Brugada 心電図に含まれる．

　Type 1 心電図に加えて，①心室細動，多形性心室頻拍の確認，②突然死（45 歳以下）の家族歴，③ coved 型 ST 上昇心電図の家族歴，④電気生理検査での V_F 誘発，⑤失神の既往，⑥夜間苦悶様呼吸のうち 1 つ以上を認める場合に Brugada 症候群と診断される．一方で Brugada 症候群様の ST 上昇は，急性心筋梗塞，心筋炎，解離性大動脈瘤，肺塞栓，早期再分極症候群などでも認められることがあり，これらの疾患の存在を除外する必要がある．

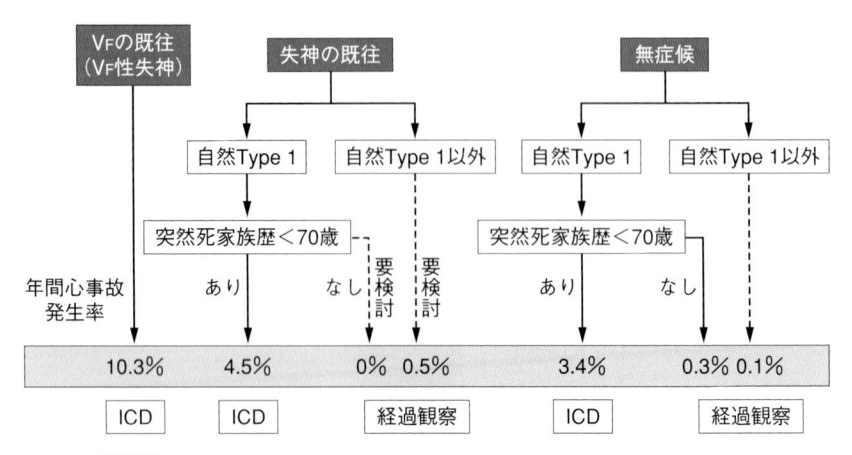

```
                        ┌────────────┐    ┌────────────┐
   ┌────────────┐       │ 失神の既往 │    │  無症候    │
   │ VFの既往   │       └────────────┘    └────────────┘
   │(VF性失神) │          ┌────┴────┐        ┌────┴────┐
   └────────────┘     自然Type1  自然Type1以外  自然Type1  自然Type1以外
```

図中:
- VFの既往(VF性失神) → 10.3% → ICD
- 失神の既往・自然Type1・突然死家族歴<70歳 あり → 4.5% → ICD
- 失神の既往・自然Type1・突然死家族歴<70歳 なし → 要検討 → 0%
- 失神の既往・自然Type1以外 → 要検討 → 0.5% → 経過観察
- 無症候・自然Type1・突然死家族歴<70歳 あり → 3.4% → ICD
- 無症候・自然Type1・突然死家族歴<70歳 なし → 0.3% → 経過観察
- 無症候・自然Type1以外 → 0.1% → 経過観察

年間心事故発生率

図3 本研究の結果から導き出された Brugada 症候群の治療指針

3. リスク評価

Brugada 型心電図を見た際に，その症例がどの程度の心イベント発生リスクを有しているのかを，ある程度評価することが必要となる．その指標としては，自然発生の Type 1 心電図，症候性であること，家族歴，電気生理検査 (EPS) での VF 誘発性などがこれまでにあげられているが，十分に信頼できる指標は少ないのが現実である．わが国の循環器病委託研究の結果では VF および失神の既往，自然発生 Type 1 心電図，突然死の家族歴の 3 項目が予後予測因子として有用とされ，図 3 に示すような治療指針をあげている[3]．

Brugada 型心電図に遭遇した場合にどのように対処すべきか？

一般に成人の健診データで Brugada 心電図に遭遇する頻度は 0.05 〜 0.6％とされており，その中でも saddle back 型 (Type 2 または 3) が多いとされている．対人口比から考えて，Brugada 型心電図を示す例は本邦で数十万人に及ぶと考えられ，健診の事後指導としてどのように取り組んでいくべきか，大きな課題といえる．

健診および外来での対処としては，まず症状 (失神の有無) と家族歴 (突然死の有無) をはっきりさせるべきである．さらに心電図波形が Type 1 と

診断された場合には，心イベント発症のリスクを考慮して専門医に紹介する必要がある．

　一方で，健診で最も遭遇する機会の多い Type 2・3 の心電図に対してどこまで追いかける必要があるか，いまだに確実なエビデンスはない．いたずらに検査を増やし，リスクを増大させ，不必要な ICD 植え込みを増やすことには慎重にならなくてはいけないであろう．現実的には，ある程度の頻度（年 1 回程度）で心電図検査を行い，Type 1 心電図の出現の有無や不整脈出現の有無のチェックを行うことが現実的な対応といえるであろう．

■文献
1) Antzelevitch C, et al. Brugada syndrome: Report of second consensus conference. Circulation. 2005; 111: 659-70.
2) 鎌倉史郎．循環器病委託研究．In: Brugada 症候群　病態解明から診断・治療指針の決定．東京：メジカルビュー社; 2009. p.261-71.
3) 2006-2007 年度合同研究班報告．心房細動治療（薬物）ガイドライン（2008 年改訂版）．Circ J. 2008; 72 (Suppl IV): 1581-638.

〈山根禎一〉

11 負荷心電図異常のフォローアップ

A 運動負荷心電図

　運動負荷心電図を行う最も重要な目的は，冠動脈疾患の存在診断である．運動負荷により心電図に虚血性変化がみられるかどうか，すなわち冠動脈に機能的狭窄が存在するかを判定することにあり，形態的評価を行う冠動脈造影とは相補的である．

　運動負荷試験の良い適応となるのは，冠動脈疾患が疑われる，あるいは，既知の冠動脈病変があるが新しい病変の進行が疑われる成人症例（完全右脚ブロックや安静時心電図での ST 下降が 0.1mV 以下の症例も含む）である．運動負荷心電図検査により冠動脈疾患を検索する場合の感度は約 70％，特異度は約 75％であり，対象者の検査前確率（pretest probability）に留意して施行する．

　運動負荷試験の判定は，診断基準に基づいてあくまで客観的に行われるべきであるが，結果が「陰性」であれば「冠動脈疾患が否定できる」あるいは「陽性」であれば「冠動脈疾患が存在する」ことを必ずしも意味していない．運動負荷試験の成績を読む場合は，ST 変化のみにとらわれて陽性か陰性かだけに着目するのではなく，運動時間や胸痛を加味して総合的に被検者のリスクを判断することが大切である．胸痛があり安定狭心症が疑われる被検者（患者）の診断樹を図 1 [1] に示す．

　後述の DTS（Duke Treadmill Score）[1-4] を算出することにより心血管イベント発症リスクを層別化（低リスク，中等度リスク，高リスク）することができる．運動負荷試験の禁忌（表 1）[1] を示す．

　なお，十分な運動が不可能，心電図による虚血評価が不可能など，運動負荷試験が不適応な場合は，中等度リスクないし判定不能と同様に扱う

11. 負荷心電図異常のフォローアップ

```
         ┌─────────────────┐
         │ 胸部症状を有する患者*1 │
         └────────┬────────┘         ── CADの検査前確立の推定
                  ↓
         ┌─────────────────┐
         │ 十分な運動が可能か？ │
         │ 心電図による虚血評価が可能か？│
         └──┬──────────┬───┘
         可能│       不可能│  ┌──────────────────┐
            │            └→│ 運動負荷試験が不適応な場合，│
            ↓               │ 中等度リスクないし判定不能と│
      ┌──────────┐          │ 同様に扱う          │
      │ 運動負荷心電図 │          └──────────────────┘
      └──────────┘          Dukeスコアにより，リスク層別化
```

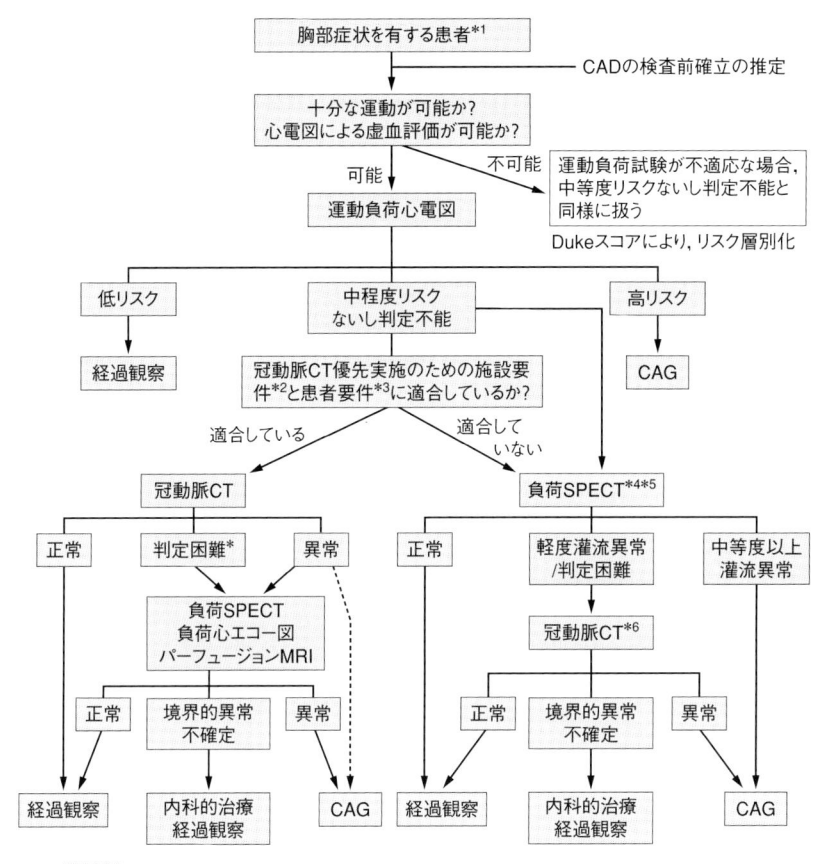

図1 安定狭心症の診断樹：運動が可能な場合（文献1より一部改変）

*1 心電図，心エコー図所見などから冠動脈疾患が強く疑われる無症状患者もこれに準ずる

*2 冠動脈CT優先実施のための望ましい施設要件
- 十分な経験を有している
- 64列MDCT以上の機種を有している
- 鮮明な画像のもとに，適切なレポーティングシステムが稼動している
- CAGとの比較によりCTの特性が評価されている
- 被曝線量の低減プロトコールに取り組んでいる

*3 冠動脈CT実施のための患者要件
- 50歳未満の女性では被曝に配慮すること
- 著しい冠動脈石灰化が予想される患者でないこと(透析患者，高齢者など)
- 血清クレアチニンが2.0mg/dl以上でないこと
- eGFRが60ml/min/1.73m² 以下でないこと
- 糖尿病患者の場合，微量アルブミン尿を含む腎症を認めないこと
- 造影剤アレルギーがないこと
- 喘息がないこと

*4
- 負荷は運動負荷が望ましい
- 17ないし20セグメント法による負荷欠損スコアの評価がされている

*5
- 薬剤の禁忌に注意
- 施設によっては負荷エコー，ないし負荷perfusion MRI

*6 冠動脈CT実施のための施設要件
- 十分な経験を有している
- 64列MDCT以上の機種を有している

*判定困難
- 高度石灰化，motion artifactによる判定困難
- 境界的狭窄，末梢の細い枝の狭窄

表 1 運動負荷試験の禁忌 [1]

絶対禁忌	相対禁忌
急性心筋梗塞発症早期（2 日以内）	左冠動脈主幹部狭窄
不安定狭心症（高リスク症例）	中等度以上の狭窄性弁膜症
コントロール不良の不整脈	高度の電解質異常
高度の狭窄性弁膜症	重症高血圧
急性あるいは重症心不全	頻脈性または徐脈性不整脈
急性肺塞栓または肺梗塞	閉塞性肥大型心筋症などの流出路狭窄
急性心筋炎または心膜炎	運動負荷が行えない精神的，身体的障害
大動脈解離などの重篤な血管病変	高度房室ブロック

（図 1）[1].

B 運動負荷試験成績からのフォローアップ

運動負荷心電図は心筋虚血だけではなく重症度の診断や予後の推定に役立つ．Duke 大学方式の予後指標として以下のトレッドミルスコア (DTS) [1-4]がある．

トレッドミルスコア (DTS)
　　＝運動時間(分)−5×最大 ST 下降(mm)−4×胸痛指標
（胸痛なければ 0 点，胸痛あれば 1 点，胸痛が運動中止理由なら 2 点）
この値が−11 以下なら高リスク，＋5 以上なら低リスクである（図 1）[1].

低リスクの場合は経過観察を行う．高リスクの場合は，治療を兼ねる CAG（冠動脈造影）を優先して行う．中等度リスク，あるいは判定不能例は非侵襲的検査〔負荷心エコー，負荷心筋血流シンチグラフィ（負荷 single-photon emission CT: SPECT），冠動脈 CT，負荷心筋パーフュージョン MRI〕が選択される．普及度とエビデンスから，負荷心筋血流シンチグラフィ，冠動脈 CT が選択されることが多い．

冠動脈 CT は，その施設で良好な画質が安定して得られているかどうかや十分な経験を有しているかが施行するかどうかの一つの判断基準となる．ま

た，患者要件については有害事象，副作用を十分考慮しなければならない．

　冠動脈 CT は negative predictive value（NPV）が高い．すなわち冠動脈 CT が正常であれば，冠動脈病変が存在する確率は低く，除外診断能に優れているため，中等度リスク群で特に有用である．冠動脈 CT 上，軽度の異常であれば虚血を合併することは少ないため，経過観察でよい．冠動脈 CT が判定困難な場合には，①高度石灰化，② motion artifact，③境界的狭窄，④末梢の細い枝の狭窄などがある．

　冠動脈 CT が異常ないしは判定不能な場合は，負荷 SPECT，負荷心エコー図，負荷心筋パーフュージョン MRI を行う．これらが正常ならば，経過観察とする．結果が境界的異常，不確定なときは，内科的治療・経過観察が選択される．

　冠動脈 CT が考慮されても冠動脈 CT の施設要件（図 1）[1]を満たさない場合は，負荷 SPECT が選択される．負荷 SPECT の結果が正常であれば経過観察とする．負荷 SPECT が軽度灌流異常/判定困難な場合は冠動脈 CT を行い，冠動脈 CT の結果が正常ならば経過観察，結果が境界的異常・不確定のときは内科的治療・経過観察，異常であれば CAG へと進む．負荷 SPECT が中等度以上の灌流異常を示した場合は CAG へと進む．

　冠動脈 CT で有意狭窄と思える病変を認めたとしても，すべてが冠動脈血行再建治療の適応となるわけではない．冠動脈 CT から得られるのは，あくまで冠動脈病変の形態異常のみであり，その他の要素を考慮した上で次の方針（冠動脈血行再建など）を決定すべきである．血行再建にあたっては原則として他の診断法によって虚血を証明することが必要である．

　冠動脈血行再建の適切な適応基準（ACCF/SCAI/STS/AATS/AHA/ASNC 2009）ガイドライン[5]に示されている冠血行再建の適応は，(1) 患者の症状（狭心症状の重症度），(2) 虚血に対する十分な薬物治療の有無，(3) 非侵襲的検査により示される虚血の重症度，(4) 冠動脈造影による冠動脈病変の形態の 4 要素を加味して判断する．

C 冠攣縮性狭心症における負荷心電図

虚血性心疾患のなかでも冠攣縮性狭心症は，典型的には深夜から早朝にかけて出現する冠動脈の攣縮による狭心症であり，日中の運動負荷により誘発されることは少ない．診断のための誘発試験としては冠動脈内へのアセチルコリンあるいはエルゴノビンの注入がよく行われている．冠攣縮の誘発試験には他に過換気負荷（特異度 100 %），寒冷負荷などがあり，いずれも早朝に検査を行うことにより感度が高くなる．負荷心電図検査の結果から冠動脈疾患が否定的でも，健診受診者（患者）から得られた問診情報から冠攣縮性狭心症のような冠動脈疾患の存在が強く疑われるときは，本稿に示した診断樹を逸脱した診断方針をとることに何ら問題はない．

■文献
1) 日本循環器学会（2007-2008 年度合同研究班報告）．循環器病の診断と治療に関するガイドライン冠動脈病変の非侵襲的診断法に関するガイドライン（JCS 2009）. Circ J. 2009; 73 (Suppl. III): 1019-89.
2) Mark DB, Shaw L, Harrell FE Jr, et al. Prognostic value of a treadmill exercise score in outpatients with suspected coronary artery disease. N Engl J Med. 1991; 325 (12): 849-53.
3) Mark DB, Hlatky MA, Harrell FE Jr, et al. Exercise treadmill score for predicting prognosis in coronary artery disease. Ann Intern Med. 1987; 106 (6): 793-800.
4) Shaw LJ, Peterson ED, Shaw LK, et al. Use of a prognostic treadmill score in identifying diagnostic coronary disease subgroups. Circulation. 1998; 98 (16): 1622-30.
5) Patel MR, Dehmer GJ, Hirshfeld JW, et al. ACCF/SCAI/STS/AATS/AHA/ASNC 2009 appropriateness criteria for coronary revascularization. Circulation. 2009; 119 (9): 1330-52.

〈髙橋敦彦，久代登志男〉

12 脂質異常症のフォローアップ

▶はじめに

　脂質異常症に関するガイドラインは日本動脈硬化学会が出している動脈硬化性疾患予防ガイドラインであるが，2012 年に改訂された[1]．

　主たる改訂点は，1．診断基準境界域を設置，2．患者の層別化を絶対リスクの評価に変更，3．動脈硬化性疾患の包括的管理を勧奨，4．高リスク病態を明確化，5．non HDL-C を導入，の 5 点である．

　本稿では，新ガイドラインに準拠して，脂質異常症患者のフォローアップのあり方についてまとめたい．

A 脂質異常症の診断基準

　脂質異常症の診断基準を表 1 に示した．LDL-コレステロール（LDL-C）とトリグリセライド（TG），HDL-C で診断することになっている．総コレステロール（TC）は測定すべきではあるが，診断基準としては用いていない．これは，冠動脈疾患（CAD）のリスクを科学的に判断する上では，LDL-C で議論を進めないと実りあるものにならないと考えるからである．わが国では，HDL-C が高いために，LDL-C が高くなくても TC が高くなるケースが少なからずある．これを脂質異常症と判断することを避けるために，あえて，診断基準から TC は外された．LDL-C については，基本的には Friedewald の式（F 式）で求めることを勧めている．これは，すべての大規模臨床試験における動脈硬化性疾患との関連でみている LDL-C は F 式で計算されたものであるからである．LDL-C の測定法には，わが国で開発された直接（homogeneous）法に基づいた測定キットが 7 種類以上存在するが，アメリカでの検討から，LDL-C の世界的標準測定法である BQ 法との乖離が認められるとする論文が発表された[2]．わが国でも同様の検討がなさ

表 1 脂質異常症：スクリーニングのための診断基準（空腹時採血）*

LDL コレステロール	≧140mg/dl 以上	高 LDL コレステロール血症
	120〜139mg/dl 以上	境界域高 LDL コレステロール血症**
HDL コレステロール	40mg/dl 未満	低 HDL コレステロール血症
トリグリセライド	150mg/dl 以上	高トリグリセライド血症

・LDL コレステロールは Friedewald（TC－HDL-C-TG/5）の式で計算する（TG が 400mg/dl 未満の場合）
・TG が 400mg/dl 以上や食後採決の場合には non-HDL-C（TC－HDL-C）を使用し，その基準は LDL-C＋30mg/dl とする．
* 10〜12 時間以上の絶食を「空腹時」とする．ただし，水やお茶などカロリーのない水分の摂取は可とする．
** スクリーニングで境界域高 LDL コレステロール血症を示した場合は，高リスク病態がないか検討し，治療の必要性を考慮する．

れ，一部のキットは優れた一致性を示すものの，一部には特に TG の高いケースでは乖離が認められることから[3]，一般診療の場では，F 式を用いることを勧めているのである．一方，食後や TG が 400mg/dl 以上と高い場合などでは，TC－HDL-C で表現される non HDL-C を用いることを推奨している．この点についてはのちに再度触れる．

また，新ガイドラインでは，LDL-C の基準値に境界域を設けた．これは，たとえば糖尿病（DM）や慢性腎臓病（CKD）のような高リスク病態であれば，120〜139mg/dl で十分リスクになるし，この領域の LDL-C でも治療効果が確認されているからである．ただし，この値を用いるのは，後に触れる高リスク病態がある場合に限るということを徹底したいものである．

B 相対リスクから絶対リスクへ

前回までのガイドラインでは，リスク評価を健常者に対する相対的リスクで評価し，患者カテゴリー分類をしてきた．しかし，これでは，実際にその個人がもつ疾病リスクの程度（％）については，具体的な判断ができないため，患者への説明が十分とはいえなかった．

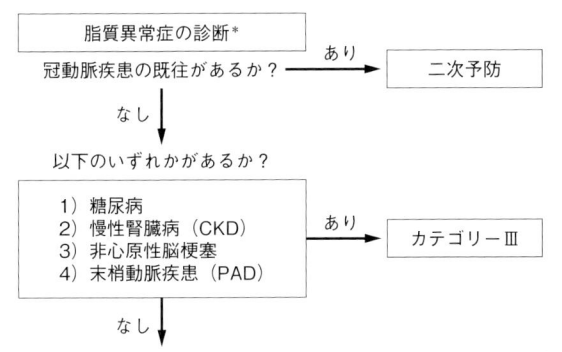

12. 脂質異常症のフォローアップ

```
           ┌─────────────────────┐
           │   脂質異常症の診断*    │
           │ 冠動脈疾患の既往があるか？├──あり──→ 二次予防
           └─────────────────────┘
                      │なし
                      ↓
           ┌─────────────────────┐
           │ 以下のいずれかがあるか？│
           │ 1）糖尿病              │
           │ 2）慢性腎臓病（CKD）   ├──あり──→ カテゴリーⅢ
           │ 3）非心原性脳梗塞      │
           │ 4）末梢動脈疾患（PAD） │
           └─────────────────────┘
                      │なし
                      ↓
```

冠動脈疾患の一次予防のための絶対リスクに基づく管理区分（絶対リスクは図2参照）

NIPPON DATA80 による 10年間の冠動脈疾患による 死亡確率（絶対リスク）	追加リスクの有無	
	追加リスクなし	以下のうちいずれかあり 1）低 HDL-C 血症 　（HDL-C＜40mg/dl） 2）早発性冠動脈疾患家族歴 　（第1度近親者　かつ 　　男性55歳未満，女性65歳未満） 3）耐糖能異常
0.5％未満	カテゴリーⅠ	カテゴリーⅡ
0.5以上 2.0％未満	カテゴリーⅡ	カテゴリーⅢ
2.0％以上	カテゴリーⅢ	カテゴリーⅢ

*家族性高コレステロール血症（FH）については本フローチャートを適用しない．

図1 LDL コレステロール管理目標設定のためのフローチャート

　2006年に NIPPON DATA80 の疫学調査研究をもとにリスク評価チャート[4]が発表され，わが国独自のデータをもとに，個々人のリスクを絶対評価で表現することが可能となった．また，海外のガイドラインでは，すでに米国でもヨーロッパでもこの絶対リスク評価で患者カテゴリー分類がなされている．絶対リスクで表現することにより，世界的標準化が進み，同じ土俵で議論できるようになると思われる．絶対リスクによる患者カテゴリー分類は図1に示した．これでもわかるように，絶対リスクより重要なのは後述する高リスク病態である．一方，絶対リスクの低い患者に対する無用の治療は避けたいというのもガイドライン改訂の狙いの1つである．

C 動脈硬化性疾患の包括的管理

　動脈硬化性疾患の予防のためには，脂質異常症のほかにも高血圧，糖尿病，喫煙，肥満などの管理を包括的に行うことが重要である．現場の医療では，多くの患者がこれら生活習慣病を併せもっていることから，動脈硬化発症予防という観点から，医療者は常に包括的判断を強いられることとなる．動脈硬化性疾患予防ガイドライン 2012 年版では，初の試みとして関係する各領域の学会からもリエゾン委員が参加し，一見して包括的に管理できるようにそれぞれのガイドラインのエッセンスを織り込んだ動脈硬化性疾患予防のためのフローチャートが提示されている．図 2 に示したように，動脈硬化発症にかかわる危険因子すべてに配慮した患者管理がきわめて重要であり，年に一度はこのフローチャートに従って，チェックし直すことが患者にとっても大切なことと思われる．

D 高リスク病態

　二次予防患者が高リスク病態であることはいうまでもないが，最近の治療エビデンスでは，さらに踏み込んだ治療が必要とする報告が相次いでいる．どのような状態が「高度ハイリスク」であるのか判断したうえで，再発予防のためにはしっかりした管理が必要であることが言及されている．わが国の二次予防患者の観察的研究のエビデンスから，DM や喫煙，CKD などの重大な危険因子をもっている二次予防患者では，少なくとも LDL-C 100mg/dl 未満は必須として，場合によってはより厳格な治療を考慮することを勧めている．

　また，DM 自体についても，より厳格な管理が必要な病態が存在することは臨床的には認識されているところであり，細小血管症合併例や喫煙者や CKD 合併のような危険因子をもつ DM 患者ではより厳格に管理目標を達成することを勧めている．

　このほか，今回の改訂版では，CKD，家族性高コレステロール血症（FH），脳梗塞や末梢動脈硬化などが高リスク病態として取り上げられ，厳格な治療

12. 脂質異常症のフォローアップ　103

```
Step 1: スクリーニング
(問診, 身体所見, 検査所見)
         ↓
Step 2: 危険因子の評価
[冠動脈疾患・非心原性脳梗塞・末梢動脈疾患(PAD)の既往, 糖尿病, CKD,
年齢・性別, 脂質異常症, 高血圧, 早発性冠動脈疾患家族歴]
         ↓
Step 3: 絶対リスクに基づくリスクの層別化
(「冠動脈疾患絶対リスク評価」と追加リスクから, 管理区分を求める)
         ↓
Step 4: リスクに応じた治療指針の決定
         ↓
Step 5: 各疾患の管理目標
```

5A: 脂質異常症	5B: 高血圧	5C: 糖尿病	5D: その他
LDL-C: カテゴリーI:<160mg/d*l* カテゴリーII:<140mg/d*l* カテゴリーIII:<120mg/d*l* 二次予防:<100mg/d*l* HDL-C: ≧40mg/d*l* TG: <150mg/d*l*	若年・中年者: <130/85mmHg 高齢者(≧65歳): <140/90mmHg 糖尿病, CKD, 心筋梗塞後: 　　　　　　<130/80mmHg 脳血管障害者: <140/90mmHg	HbA1c(NGSP): <6.9% HbA1c(JDS): <6.5% 空腹時血糖値: <130mg/d*l* 食後2時間血糖値: 　　　　　<180mg/d*l*	メタボリックシンドローム, 肥満症, 高尿酸血症など

```
         ↓
Step 6: 生活習慣の改善(禁煙, 肥満対策, 食事療法, 運動療法など)
         ↓
Step 7: 薬物療法(Step 6 は継続)
```

7A: 脂質異常症	7B: 高血圧	7C: 糖尿病	7D: その他
スタチン, 陰イオン交換樹脂, 小腸コレステロールトランスポーター阻害薬, フィブラート, ニコチン酸誘導体, EPA, プロブコールなど	Ca拮抗薬, ARB, ACE阻害薬, 利尿薬, β遮断薬など	SU薬, α-グルコシダーゼ阻害薬, ビグアナイド薬, チアゾリジン薬, DPP-4阻害薬, インスリンなど	抗血小板療法(アスピリン)など

図2 動脈硬化性疾患予防のための包括的リスク管理チャート

を勧めている．

E 脂質異常症のフォローアップ

　脂質異常症の治療は，あくまでも動脈硬化予防のためであり，生活習慣の改善が大前提である．今回のガイドラインでは表2に示したように，動脈硬化予防のための生活習慣改善7カ条が提示されている．この7カ条を前提として，禁煙，食事療法や，運動療法，薬物療法について記載されていることが特徴である．

　このような生活習慣の改善を行ったにもかかわらず，表3に示した脂質管理目標値に到達しない場合は，薬物療法も必要となる．

　また，今回のガイドラインでは新たに non LDL-C の管理目標値も設定された．これは，たとえ LDL-C が管理目標値に達したとしても，HDL-C やレムナントなどの残余リスクがある可能性があるからである．non LDL-C の管理目標値も到達すべきであることを推奨している．

表2　動脈硬化性疾患予防のための生活習慣の改善

1. 禁煙し，受動喫煙を回避する
2. 過食を抑え，標準体重を維持する
3. 肉の脂身，乳製品，卵黄の摂取を抑え，魚類，大豆製品の摂取を増やす
4. 野菜，果物，未精製穀類，海草の摂取を増やす
5. 食塩を多く含む食品の摂取を控える
6. アルコールの過剰摂取を控える
7. 有酸素運動を毎日30分以上行う

12. 脂質異常症のフォローアップ

表3 リスク区分別脂質管理目標値

治療方針の原則	管理区分	脂質管理目標値 (mg/dl)			
		LDL-C	HDL-C	TG	non HDL-C
一次予防 まず生活習慣の改善を行った後，薬物治療の適応を考慮する	カテゴリーI	<160	≧40	<150	<190
	カテゴリーII	<140			<170
	カテゴリーIII	<120			<150
二次予防 生活習慣の改善とともに薬物治療を考慮する	冠動脈疾患の既往	<100			<130

- 家族性高コレステロール血症についてはガイドラインの9章を参照のこと．
- 高齢者（75歳以上）についてはガイドラインの15章を参照のこと．
- 若年者などで絶対リスクが低い場合は相対リスクチャート（ガイドラインの参考資料1：P133）を活用し，生活習慣の改善の動機づけを行うと同時に絶対リスクの推移を注意深く観察する．
- これらの値はあくまでも到達努力目標値である．
- LDL-Cは20〜30％の低下を目標とすることも考慮する．
- non HDL-Cの管理目標は，高TG血症の場合にLDL-Cの管理目標を達成したのちの二次目標である．TGが400mg/dl以上および食後採血の場合は，non HDL-Cを用いる．
- いずれのカテゴリーにおいても管理目標達成の基本はあくまでも生活習慣の改善である．
- カテゴリーIにおける薬物療法の適用を考慮するLDL-Cの基準は180mg/dl以上とする．

▶おわりに

　ここでは，新しいガイドラインに沿って，脂質異常症の診断について触れ，治療の必要性があるか否かの判断のためのフォローアップについて触れた．また，脂質異常症のフォローアップは動脈硬化性疾患予防のためであることを，患者と十分共有して包括的な管理の重要性を認識していただきたい．

■文献
1) 日本動脈硬化学会. 動脈硬化性疾患予防ガイドライン 2012 年版. 東京: 日本動脈硬化学会; 2012.
2) Miller WG, Myers GL, Sakurabayashi I, et al. Seven direct methods for measuring HDL and LDL cholesterol compared with ultracentrifugation reference measurement procedures. Clin Chem. 2010; 56 (6) : 977-86.
3) Miida T, Nishimura K, Okamura T, et al. A multicenter study on the precision and accuracy of homogeneous assays for LDL-cholesterol: comparison with a beta-quantification method using fresh serum obtained from non-diseased and diseased subjects. Atherosclerosis. 2012; 225 (1) : 208-15.
4) NIPPON DATA80 Research Group. Risk assessment chart for death from cardiovascular disease based on a 19-year follow-up study of a Japanese representative population. Circ J. 2006; 70: 1249-55.

〈寺本民生〉

13 動脈硬化検査異常の
フォローアップ

▶はじめに

　まず，動脈硬化の検査について，簡単に触れておきたい．動脈硬化性疾患は，大きく分けて，脳，心，末梢動脈に分けられる．

　一般的に行われる動脈硬化検査としては，生理学的検査法として，動脈脈波速度（PWV），プレティスモグラフィ，サーモグラフィ，血管内皮機能検査などがあり，形態学的検査としては，血管超音波検査，マルチスライスCT（MDCT），MRI，MRAなどがあり，一般的には非侵襲的検査である血管超音波検査，PWVなどが行われ，これに引き続いて，MDCTや血管内皮機能検査などが行われ，冠動脈造影検査や血管内超音波検査は，これらの検査で異常が認められたときに，確認のためと治療の目的で行われる．

A 頸動脈超音波検査

　非侵襲的検査法として最も普遍的に行われる検査法であり，動脈硬化性疾患が疑われるときには必ず行うべき検査である．この検査の結果は可視的であるので，患者の治療に対する動機づけにも大いに役立つ．図1に示すように頸動脈の内膜中膜肥厚（IMT）の程度で判断する．IMTが1.1mmを超える場合は動脈硬化性病変が起こり始めているという判断がなされる．しかし，心血管イベントとの関連で重要なのはプラークの存在であり，図2のような所見が得られた場合には，治療の必要性があるものと思われ，次のステップへ進む．

B 動脈脈波速度（PWV）

　心拍出によって生ずる動脈脈波速度は，動脈の硬化度を反映する．しかし，いわゆる粥状動脈硬化を反映しないことには留意する必要がある．特に，血

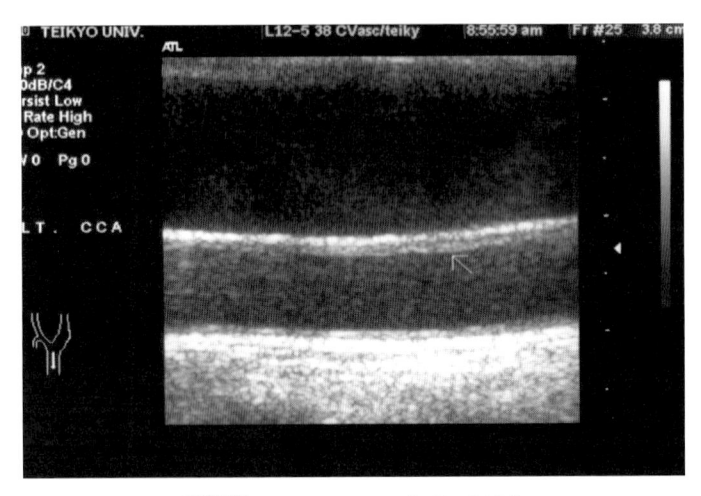

図1　正常者の総頸動脈超音波像

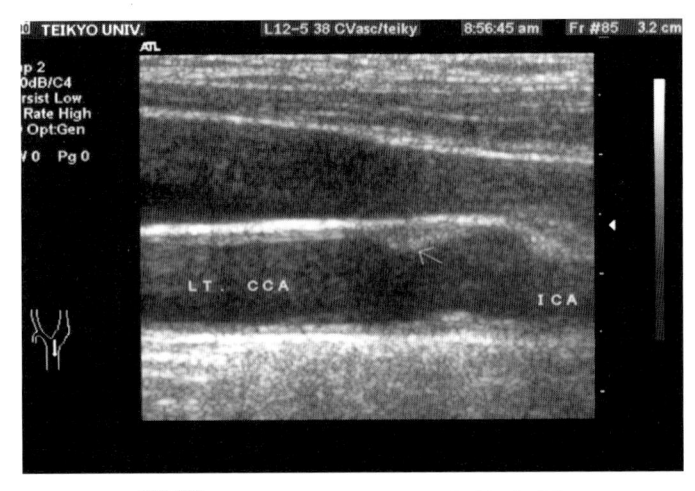

図2　プラークを有する総頸動脈超音波像

圧の影響を受ける可能性があり，同一個人での経時的変化をみる場合には，血圧の変化に注意して判断する必要がある．最近は，血圧に大きな影響を受けない方法も出てきたので参考にされたい．この検査で，同時に得られる

データとして，ABI（Ankle Brachial Index）という指標がある．これは，とくに末梢動脈疾患である閉塞性動脈硬化症（ASO）の診断として有用であるので，ASO を疑った場合には，必ず行うべき検査である．ABI が 0.9 を下回った場合には，末梢動脈のドップラー超音波検査をするべきである．

PWV も可視的な検査として評価され，患者指導には有効なツールである．

C 血管内皮機能検査

血管内皮機能をみるには，内皮細胞から分泌される一酸化窒素（NO）の放出による血管拡張反応をみるのが一般的である．従来は，動脈内にカテーテルを挿入して，アセチルコリンを投与して，血管拡張反応を観察するという観血的検査法が用いられていたが，最近は，血流依存性血管拡張反応（FMD）という方法が一般的になっている．これは，図 3 に示すような装置を用いて上腕部の血流を遮断後，解放することにより，上腕部の動脈の拡張の程度を超音波検査でみるという方法である．動脈内機能の低下は，動脈硬化性疾患との関連が深いことから，機能的検査として形態的検査と併せて行うことにより，動脈硬化性疾患の判断に寄与するところが大きい．しかし，まだ，十分標準化された方法ではなく，検者による差が問題となるところである．

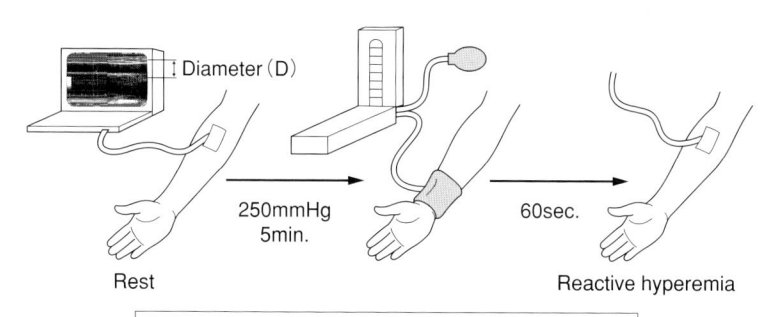

%FMD＝（D reactive hyperemia−D rest）/D rest×100

＊血流増加→ずり応力→内皮細胞からNO放出→血管拡張

図3 Flow-mediated endotherial vasodilatation（FMD）

D CT

　一般的には，脳の CT が行われるが，これは動脈硬化の検査というより，動脈硬化性疾患の結果としての異常の判断に用いられる．しかし，陳旧性の病変が認められた場合は，再発もしくは初発発症の可能性は高くなるので，他の動脈硬化の検査や，のちに述べる危険因子の検討を行い，予防策をとるべきである．

　MDCT は，最近多くの施設で可能になった非侵襲的検査であり，冠動脈の動脈硬化性病変を可視化できる画像検査として注目されている．しかし，被曝量の問題や，解析時間の問題や，心拍数抑制の問題など，まだ課題はあり，動脈硬化リスクの高い患者に限定するべき検査である．

E 危険因子の判断

　以上のような動脈硬化の検査にて異常が指摘されたとき，診療上重要なことは，それ自体に治療が必要な場合と，進行を抑制するための治療を考慮することが必要である．動脈硬化性疾患自体の治療は，必要であればもちろん専門医に任せるべきであるが，進行の抑制には，まず危険因子の洗い出しが重要である．

　表1には，動脈硬化性疾患予防ガイドラインで主要な危険因子としてあげられたものを示した．少なくともこれらのことは十分把握し，血圧，血清脂質，血糖などの管理はもちろん禁煙指導，肥満の改善指導などが動脈硬化性疾患の進行抑制には重要であろう．最も重要なこととして，家族歴があり，濃厚な家族歴を有する場合は，徹底した危険因子治療が必要となる．

表1 血清リポ蛋白を含めた主要な動脈硬化性疾患の危険因子

・高 LDL-コレステロール血症	・高血圧
・低 HDL-コレステロール血症	・喫煙
・加齢（男性≧45歳，女性≧55歳）	・冠動脈疾患の家族歴
・糖尿病	

表2 その他の考慮すべき危険因子

- Lp（a）
- レムナントリポ蛋白
- ホモシステイン
- small dense LDL
- 急性期反応蛋白（C反応蛋白，血清アミロイドA蛋白など）
- 催凝固因子〔組織プラスミノーゲン活性化因子（t-PA），プラスミノーゲン活性化因子インヒビター1，フィブリノーゲンなど〕

また，表2には次に考慮すべき危険因子が示されている．動脈硬化性疾患の存在が明らかになった場合には，これらの因子についても検討しておく必要はあろう．

▶おわりに

動脈硬化性疾患による死亡率はがんと並んでほぼ30％を占める重要な疾患群である．その意味では，動脈硬化の検査は比較的頻繁に行われているものと思われる．動脈硬化の検査の重要性は，すでに動脈硬化性疾患が存在することを示しているのであり，その意味では，血清脂質，血糖，血圧などというサロゲートマーカーである危険因子より重い意味を有している．危険因子については，治療すべきか否か，判断基準がガイドラインで示されているが，動脈硬化性疾患が存在する場合は，どのガイドラインも徹底した危険因子の管理を要求しているところであり，その意味で動脈硬化の検査を重く受け止めるべきである．

〈寺本民生〉

14 糖代謝検査異常のフォローアップ

▶はじめに

　本邦ほど早期に糖尿病が発見される国は他にない．人間ドックで経口ブドウ糖負荷試験により，あるいは検診で，せっかく早期に糖尿病が発見されても"放置される"ことが少なくない．国民の間で"糖尿病放置病"が蔓延している，と捉えたい．一方，多くの医師も"糖尿病放置病"に罹っているかもしれない．症状がないから，血管障害が全く発症していないから，血糖コントロールを今は厳格にする必要がない，と"放置している"うちに血管障害が徐々に進展し続ける．優れた医療環境にあるわが国で現在も，糖尿病性血管障害の終末像を呈する患者があまりに多い．この20年間，すべての糖尿病患者で完璧な血糖コントロールがなされた，とは決していえないことから，今後も中途失明，透析導入，壊疽による下肢の切断，は増え続けるであろう．糖尿病と診断された，早期と思われる時期から積極的に生活習慣を改善してもらう，必要なら薬物療法を開始し，"2型糖尿病を発症する前の状況に戻ってもらう"ようにすることが必須であろう．

　糖尿病を発症しても糖尿病性腎症や網膜症といった細小血管障害や動脈硬化症を発症・進展させないことが，糖尿病治療の目標であることはいうまでもない．血糖コントロール状況をいままで唱えられていたより，はるかに厳格なレベルに維持しなければならないことを，多くの retrospective, prospective study は実証している．本邦では健康保険診療下で，患者の血糖日内変動が手にとるようにわかる多くの指標，HbA1c やグリコアルブミンなどが広く用いられている．さらに，作用機序の異なる薬剤（現時点で臨床応用可能なものほぼ全て）を適用することができる．したがって，2型糖尿病患者のみならず1型糖尿病患者においても良好な血糖コントロール状況を維持することは，決して不可能なことではない．

A 糖尿病の診断基準

1. 糖尿病の分類

　成因は，1型，2型，その他の特定の機序，疾患によるもの，妊娠糖尿病，の4者に分類する．1型は発症機構として膵β細胞破壊を特徴とする．2型はインスリン分泌低下とインスリン感受性低下の両者が発病にかかわる．

　病態（病期）は，インスリン作用不足によって起こる高血糖の程度や病態に応じて，正常領域，境界領域，糖尿病領域に分ける．糖尿病領域は，インスリン治療が不要，高血糖是正にインスリン注射が必要，ケトーシス予防や生命維持のためにインスリン投与が必要，の3段階に区分している．

2. 糖尿病の診断基準

　日本糖尿病学会は2010年に糖尿病の診断基準を改訂した．HbA1cと血糖値を同じ日に測定することにより，1回の検査で糖尿病の診断を可能にし，速やかに治療を開始できるようにした点がある（図1）[1]．血糖値が，空腹時126mg/dl以上，または75g経口ブドウ糖負荷試験（OGTT）の2時間血糖値200mg/dl以上，随時血糖値200mg/dl以上のいずれかを示すか，HbA1c（NGSP値）が6.5％以上であるかのどれか1項目が合致した場合を「糖尿病型」とした．このように血糖値とHbA1cの同日測定を推奨し，血糖値とHbA1cの双方が糖尿病型である場合，1回の検査で糖尿病を診断可能とした．ただし，HbA1cのみが糖尿病型を示した際には，必ず再検査し，血糖値が糖尿病型を示すかどうかの確認が必要，としている．

3. OGTTが示すこと

　OGTTは75gのグルコースを経口負荷し，その後の糖の処理状況を調べる検査であり，"軽度"の糖代謝異常を調べる最も鋭敏な検査法である．したがって，随時血糖値や空腹時血糖値の測定により判定が確定しないときに糖尿病かどうかを判断する有力な情報を与えてくれる．臨床の場では，空腹時血糖値が110〜125mg/dlのもの，随時血糖値が140〜199mg/dlのもの，

II. 各論

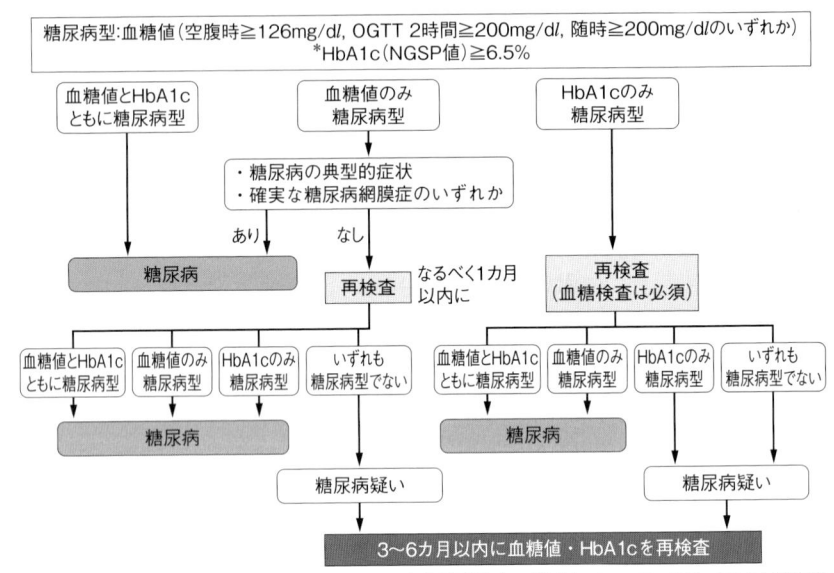

```
糖尿病型:血糖値(空腹時≧126mg/dl, OGTT 2時間≧200mg/dl, 随時≧200mg/dlのいずれか)
          *HbA1c(NGSP値)≧6.5%
```

図1 糖尿病の臨床診断のフローチャート[1]

糖尿病診断基準に関する調査検討委員会,糖尿病53:450-467,2010より改変

 HbA1c (NGSP 値) が 6.0〜6.4％のものでは,さらに OGTT を行って確認することが望ましい.OGTT 実施時には,負荷前,1時間後,2時間後には必ず尿糖の有無をチェックするようにしたい.血糖値はある一時期の瞬間的な値であるが,尿糖は単位時間に血糖値が尿糖排泄閾値以上,血糖値 180mg/dl 以上になったことを示唆する.すなわち,尿糖をみることにより連続的な動きとしての血糖応答曲線を頭の中で描くことができる.

 OGTT が初めて糖尿病型を示した時に,HbA1c が正常上限値である 6.2％以下である例が大半を占める.いずれのデータを尊重すべきであろうか.当然,HbA1c を重視すべきである,と考える.日常生活で 75g もの大量のブドウ糖を一気に経口摂取することはまずありえない.一方,HbA1cは3カ月前より採血時までの日常生活での血糖応答の平均血糖値を表していることから,OGTT と HbA1c 値に乖離があることは当然ともいえよう.

 空腹時血糖値が 100mg/dl 以下であっても OGTT を実施しなければなら

ない例も多い．空腹時血糖値は一般的に安定した指標であると捉えられている．しかし，朝食前来院時血糖値は前夜の夕食終了時間，食事内容，夜食の有無や，来院のための歩行量などで変動する．さらに，夜間のインスリン分泌率，インスリン拮抗ホルモン分泌状況，dawn phenomenon や臓器の糖処理状況（肝糖放出率，全身細胞糖取り込み率）などに依存する．したがって，糖尿病家族歴あり，肥満，高血圧，脂質異常症などで糖尿病が疑われる際には空腹時血糖値が低くても OGTT が実践されるべきであろう．

OGTT 時にせめて負荷前，30 分，120 分の 3 点でインスリン値を測定し，インスリン分泌動態を把握することの重要性が示されてきた．インスリン分泌パターン，分泌量およびその際の血糖応答との比較から，全身のインスリン感受性を把握することができるからである．

B 糖のながれを考えよう

2 型糖尿病は決して慢性疾患ではなく，絶えずインスリン分泌能やインスリン抵抗性が変動しているダイナミックな疾患である．外来診療で，より頻回に，きめ細かく管理すべき疾患，と考えている．

経口摂取された栄養素が体内でブドウ糖に変換され，全身細胞のエネルギーとして利用されていくありさまを筆者は"糖のながれ"とよんできた（図 2）．"糖のながれ"，その結果としての血糖応答反応を規制しているのが，インスリン分泌動態と組織のインスリン感受性の程度にあることはいうまでもない．食間・夜間にはインスリン基礎分泌により制御された肝糖放出率と基礎分泌により刺激された全身での糖取り込み率がマッチして，血糖値は正常域に保持される．一方，摂食時には，炭水化物より分解・吸収されたブドウ糖による血糖値上昇──→瞬時のインスリン追加分泌亢進──→門脈インスリンレベル上昇による肝糖放出率低下，肝糖取り込み率亢進──→肝を通り抜けたブドウ糖による末梢血中血糖値上昇──→肝を通り抜けたインスリンによる筋・脂肪組織の糖取り込み率上昇──→血糖値前値へ復する，という機構が働く．すなわち，インスリン分泌とその作用を受ける臓器のみごとな協調作用により，血糖応答が fine tuning されていることになる（図 2）．この機構の

116 II．各論

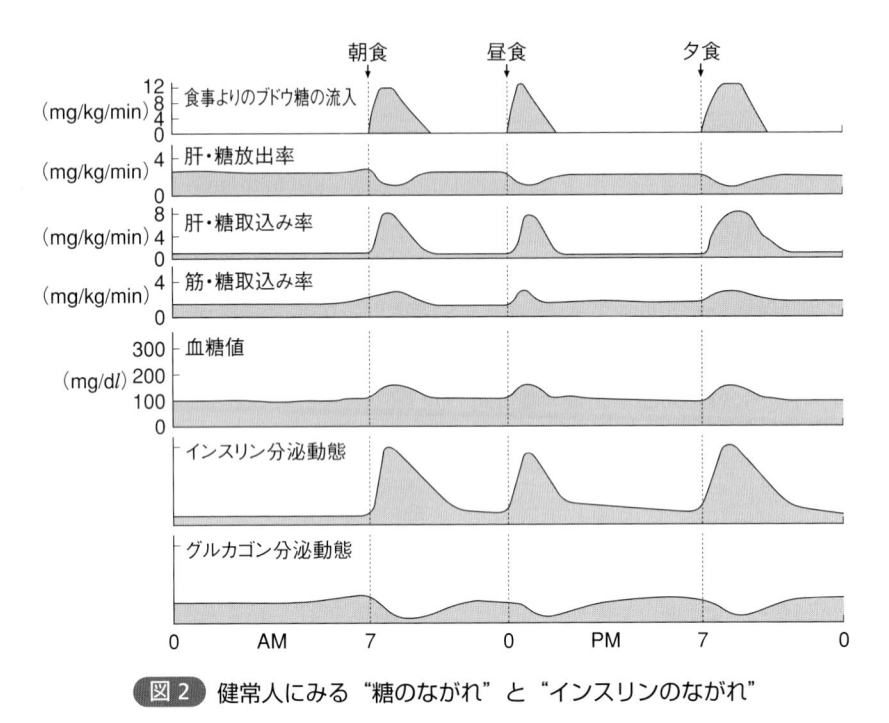

図2 健常人にみる"糖のながれ"と"インスリンのながれ"

いずれに乱れが生じても糖尿病が発症することとなる．したがって，2型糖尿病はきわめて不均一な疾病であって，発症の原因は多彩であり，治療方針決定のうえで，異常点の抽出は必須である．

来院時血糖値，尿糖の有無などと同時にHbA1cなどをみることにより，"beyond glucose"，すなわち血糖応答の背景をみることにより，糖のながれを的確に把握することができる．

C いつまでも軽症でいるために ─早期からの厳格な血糖コントロールの重要性─

1型糖尿病を対象としたDiabetes Control and Complications Trial (DCCT)，2型糖尿病を対象としたUnited Kingdom Prospective Diabetes Study (UKPDS) をはじめとする種々のprospective studyの結果が近年次々と発表されるにつれて，未だ糖尿病性細小血管障害が発症していない，ある

いは軽微である糖尿病患者においても，健常人に近似した状況に復帰させることが望まれるに至った．

　すなわち，"糖尿病だから食後尿糖が出て当り前"とはいえなくなったと考えたい．一方，HbA1cが低い状況を維持するほど，細小血管障害・動脈硬化症の発症・進展が遅くなることも明らかにされ，今後の臨床糖尿病学はあらゆる糖尿病患者において，少しでもより良い血糖コントロールを維持せんと努力することが糖尿病ケアチームの責任となろう．

　いま，朝食前血糖値110mg/dl以下，食後ピーク血糖値200mg/dl以下という状況にある糖尿病患者数は数百万人に及ぶであろう．糖尿病発症後もせめてこの状況を維持し続けることが，ひいてはHbA1cを6％未満に維持することとなり，"糖尿病であっても何ら血管障害，細胞障害がない人生"を快適に過ごすことができることになる．

■文献
1) 糖尿病診断基準に関する調査検討委員会．糖尿病の分類と診断基準に関する委員会報告．糖尿病．2010; 53: 450-67.

〈河盛隆造〉

15 高尿酸血症のフォローアップ

▶はじめに

　高尿酸血症は増加傾向にあり，現在では成人男性における高尿酸血症の頻度は20～30％とされており，高尿酸血症に伴い出現する痛風の患者数は本邦において約60万人に達すると推定されている．高尿酸血症は生活習慣病と密接に関連することが知られており，最近の研究成績からは高尿酸血症が高血圧，腎障害と関連することが明らかになってきている．本稿ではまず高尿酸血症の定義，高血圧・腎障害との関連について言及し，平成22（2010）年1月に日本痛風・核酸代謝学会から発行された「高尿酸血症・痛風の治療ガイドライン第2版」[1]に基づいて高尿酸血症に対する対策を述べていくことにする．

A 高尿酸血症の定義

　血清尿酸値には著明な性差があることが知られており，成人女性の血清尿酸値は，成人男性より明らかに低いが，閉経後には次第に上昇しその差は小さくなってくる．高尿酸血症・痛風の治療ガイドラインでは，高尿酸血症は性・年齢を問わずに，血漿中の尿酸溶解度をもとに7.0mg/dlを超えるものと定義されている．また，女性においては，血清尿酸値が7.0mg/dl以下であっても，血清尿酸値の上昇とともに生活習慣病のリスクが高くなることが知られている．これに対しては潜在する疾患の検査と生活指導を行うが，尿酸降下薬の適応ではない．

B 高尿酸血症と高血圧・腎障害との関連

　最近の研究において高尿酸血症は高血圧，腎疾患への進展と密接に関連することが明らかとなってきている．高尿酸血症と高血圧に関する疫学研究で

は，PerlsteinらはThe Normative Aging Study〔1,277人中508人（39.8％）が10.3±5.5年の経過で高血圧になった縦断研究〕において，各種因子で補正しても，血清尿酸値は高血圧の発症と有意に関連していたと報告している[2]．Zhangらは中国人の前向きコホート研究において，エントリー時に高血圧のない7,220人を4年間追跡し（男性の19.0％，女性の11.0％が高血圧を発症），血清尿酸値は高血圧の発症に関連することを報告している[3]．この中で高血圧発症の相対危険度は，血清尿酸値が高いほど，またメタボリックシンドロームの構成要素数が増えるほど増加することを示しており，血清尿酸値と高血圧の発症にはメタボリックシンドロームおよび腹部肥満が重要であることを示している．さらに血清尿酸値と高血圧の関連に関する8つの論文のメタアナリシスでは，その相対危険度は1.55（1.32〜1.82）であるとしている．

高尿酸血症と腎疾患に関する疫学研究では，井関らは日本人のコホート研究において，血清尿酸値と血清クレアチニン値の上昇は有意に関連しており[4]，また女性において高尿酸血症（6.0mg/dl以上）は末期腎不全進展の危険因子であること[5]を報告している．またObermayrらは，21,475人の健康成人を前向きに7.4±3.9年観察し，血清尿酸値は独立して腎疾患（推定GFR＜60ml/min）の新規発症のリスクを上昇させると報告している[6]．

C 高尿酸血症に対する対策

1. 高尿酸血症の病型分類

高尿酸血症はその成因から尿酸産生過剰型（約10％），尿酸排泄低下型（50〜60％），および両者の混在した混合型（25〜30％）に分けられる．病型分類は尿酸のクリアランスおよび排泄量により決定されており，尿酸クリアランス＜7.3ml/分を尿酸排泄低下型，尿酸排泄量＞0.51mg/kg/時を尿酸産生過剰型としている．

2. 高尿酸血症の治療方針

高尿酸血症が認められた場合には，直ちに薬物治療が適応になるのではな

く，血清尿酸値に加えて，痛風発作・痛風結節の有無や高尿酸血症に高頻度で合併する合併症（腎障害，尿路結石，高血圧，虚血性心疾患，糖尿病，メタボリックシンドロームなど）の有無により治療方針が異なってくる．図1に高尿酸血症・痛風の治療ガイドラインによる高尿酸血症の治療方針を示す．高尿酸血症の治療では，高尿酸血症の発症に関連する生活習慣を改善することが最も重要になる．

　痛風関節炎を繰り返す症例や痛風結節を認める症例は血清尿酸値にとらわれることなく薬物治療の適応になり，尿路結石の既往例や尿路結石を有している症例にはアロプリノール，フェブキソスタット，トピロキソスタットが適応となる．血清尿酸値の治療目標は 6.0mg/dl 以下にすることが望ましい

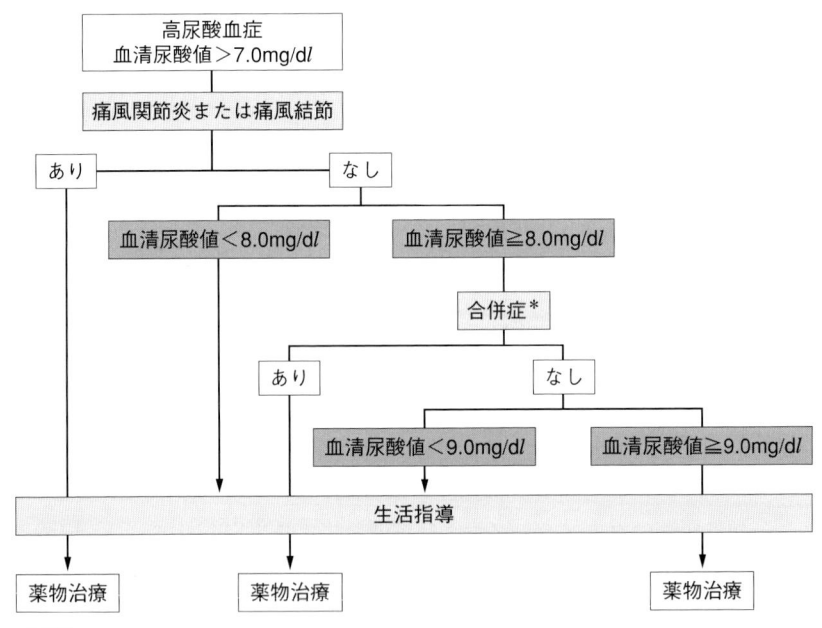

図1 高尿酸血症の治療指針
＊：腎障害，尿路結石，高血圧，虚血性心疾患，糖尿病，メタボリックシンドロームなど（腎障害と尿路結石以外は血清尿酸値を低下させてイベント減少を検討した介入試験は未施行）

とされている．痛風関節炎をきたしていない，いわゆる無症候性高尿酸血症については，血清尿酸値が 8.0 mg/d*l* 以上が一応の薬物治療開始の目安と考えられているが，適応は慎重にすべきである．

3. 高尿酸血症を合併した高血圧患者の治療

一般に高血圧に伴う高尿酸血症は心血管事故の独立した危険因子である可能性が高いことが知られている．したがって，これらの患者においては心血管事故の一次および二次予防の観点からも血清尿酸値のコントロールが重要になる．図2に高尿酸血症・痛風の治療ガイドラインによる高尿酸血症を合併した高血圧の治療方針を示す．高血圧合併高尿酸血症患者に対する薬物療法は，血圧管理を優先とし可能な限り尿酸代謝に悪影響を及ぼさない降圧薬を優先して使用することが望ましい（表1）．生活指導をして，さらに尿

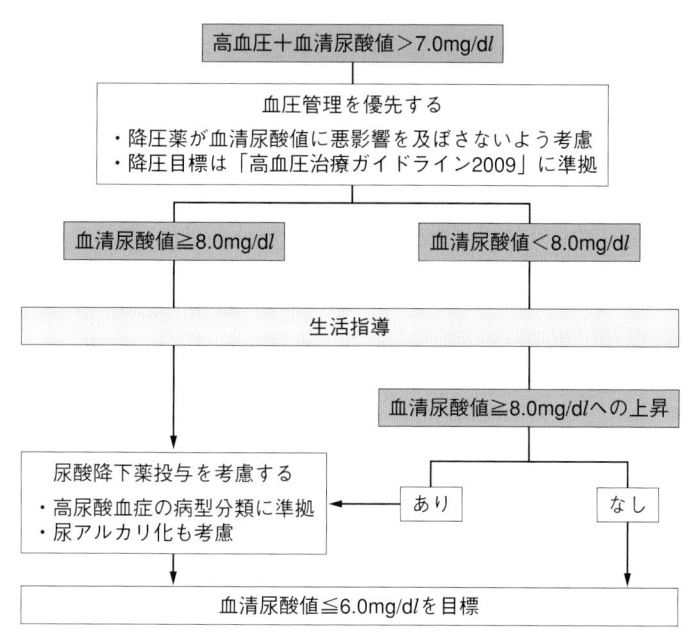

```
        高血圧＋血清尿酸値＞7.0 mg/dl
                    │
        ┌───────────────────────┐
        │ 血圧管理を優先する              │
        │ ・降圧薬が血清尿酸値に悪影響を及ぼさないよう考慮 │
        │ ・降圧目標は「高血圧治療ガイドライン2009」に準拠 │
        └───────────────────────┘
            │                    │
    血清尿酸値≧8.0 mg/dl    血清尿酸値＜8.0 mg/dl
            │                    │
            │              ┌─生活指導─┐
            │                    │
            │         血清尿酸値≧8.0 mg/dlへの上昇
            │              │          │
            │             あり        なし
            │              │
    ┌──────────────┐         │
    │尿酸降下薬投与を考慮する │◀────┘
    │・高尿酸血症の病型分類に準拠│
    │・尿アルカリ化も考慮     │
    └──────────────┘
            │
    血清尿酸値≦6.0 mg/dlを目標
```

図2 高血圧を合併した高尿酸血症患者に対する治療方針

表1 降圧薬が血清尿酸値に及ぼす影響

	血清尿酸値に及ぼす影響
ロサルタンカリウム	下降
その他のARB	不変
ACE阻害薬	下降ないしは不変
カルシウム拮抗薬	下降ないしは不変
αメチルドーパ	不変
$α_1$遮断薬	下降ないしは不変
$β$遮断薬	上昇
$αβ$遮断薬	上昇
ループ系利尿薬	上昇
サイアザイド系降圧利尿薬	上昇
ARB/サイアザイド系降圧利尿薬合剤	上昇ないしは不変

ARB：アンジオテンシンⅡ受容体拮抗薬，ACE：アンジオテンシン変換酵素

酸代謝に好ましい降圧薬を使用しても，血清尿酸値が8.0mg/dl以上の場合には，尿酸降下薬の投与を考慮することになり，目標血清尿酸値は6.0mg/dl以下にすることが望ましいとされている．

　実際には高尿酸血症を合併した高血圧では，アンジオテンシン変換酵素阻害薬，カルシウム拮抗薬，$α_1$遮断薬，アンジオテンシンⅡ受容体拮抗薬であるロサルタンなどの血清尿酸値が下がる降圧薬を用いて血圧をコントロールしていく．ここでサイアザイド系およびループ利尿薬は血清尿酸値を上昇させるので体液量依存性の重症高血圧や心不全を除いては使用を控える．また$β$遮断薬長期使用も血清尿酸値を上昇させるとされている．血清尿酸値が下がる降圧薬の使用後は血清尿酸値の推移をみながら図2の治療方針に沿って治療を進めていく．高血圧患者では尿酸排泄低下型高尿酸血症が主因であるために，尿酸排泄促進薬を使用していくことが多いが，特に腎機能低下症例では尿酸生成抑制薬との少量併用療法も有効である．

4. 薬物治療と生活指導

　高尿酸血症の治療は薬物治療と生活指導の両者からなる．どの尿酸降下薬

表2 腎機能に応じたアロプリノールの使用量

腎機能	アロプリノール投与量
Ccr＞50ml/分	100～300mg/日
30ml/分＜Ccr≦50ml/分	100mg/日
Ccr≦30ml/分	50mg/日
血液透析施行例	透析終了時に100mg
腹膜透析施行例	50mg/日

Ccr：クレアチニンクリアランス

を選択するかに関しては，尿酸排泄低下型には尿酸排泄促進薬（ベンズブロマロン，プロベネシド，ブコロームの3種類がある）を，尿酸産生過剰型には尿酸生成抑制薬（アロプリノール，フェブキソスタット，トピロキソスタットの3種類がある）を選択するのが原則である．尿酸排泄促進薬を使用するときには尿路結石の発現に注意し酸性尿の是正に努める．アロプリノールを腎障害の患者に使用する際は表2に示すように腎障害の程度に応じて投与量を調節する必要がある．高尿酸血症に対する生活指導の要点は，食事療法，飲酒制限，有酸素運動の推奨が中心となり，肥満の解消は血清尿酸値を低下させる効果が期待されている．食事療法としては適正なエネルギー摂取，プリン体・果糖の過剰摂取制限が勧められる．また尿路結石の予防の点からは，十分な飲水による尿量の確保と酸性尿の是正が行われるが，痛風・高尿酸血症患者の至適尿pHは6～7とされている．

■文献
1) 日本痛風・核酸代謝学会ガイドライン改訂委員会, 編. 高尿酸血症・痛風の治療ガイドライン第2版. 大阪: メディカルレビュー社; 2010.
2) Perlstein TS, Gumieniak O, Williams GH, et al. Uric acid and the development of hypertension: the normative aging study. Hypertension. 2006; 48: 1031-6.
3) Zhang W, Sun K, Yang Y, et al. Plasma uric acid and hypertension in a Chinese community: prospective study and meta-analysis. Clin Chem. 2009; 55: 2026-34.

4) Iseki K, Oshiro S, Tozawa M, et al. Significance of hyperuricemia on the early detection of renal failure in a cohort of screened subjects. Hypertens Res. 2001; 24: 691-7.
5) Iseki K, Ikemia Y, Inoue T, et al. Significance of hyperuricemia as a risk factor for developing ESRD in a screened cohort. Am J Kidney Dis. 2004; 44: 642-50.
6) Obermayr RP, Temml C, Gutjahr G, et al. Elevated uric acid increases the risk for kidney disease. J Am Soc Nephrol. 2008; 19: 2407-13.

〈大野岩男,細谷龍男〉

16 電解質・BUN・クレアチニン・GFR異常のフォローアップ

A 電解質異常と対応

　健康診断や人間ドックで電解質や腎機能の項目に異常を認めることは決して少なくない．入院を必要とするような重篤な病気のきっかけになることもあり，発見時の状態が軽度であっても，まずは精査するという態度が重要である．精査の内容が，診療室の範囲を超えるようであれば，躊躇することなく近隣の大きな病院や大学病院に紹介することが勧められる．ここでは，そのような精査と治療を経て，なおかつ残存する異常に対してどのようにフォローアップするかを述べる．

　電解質異常については主なものだけでも Na, K, Ca, P, Mg の高い低いの組み合わせで多数あるので，ここでは健康診断においてみられる可能性の高い低ナトリウム血症，低カリウム血症，高カリウム血症と高カルシウム血症の4項目について述べることとする．

1. 低 Na 血症（血清 Na＜135mEq/*l*）

　細胞外液中の水分量に対して相対的に Na が不足した状態を指す．必ずしも体内総 Na の欠乏を意味しないことに注意する．高度の低 Na 血症（120mEq/*l* 以下）は意識障害から死に至る危険な状態である．

　症状としては，①脳浮腫などにより，頭痛，悪心，興奮，痙攣，意識障害，②細胞外液が減少している場合は，体重減少や血圧低下，③細胞外液が増加している場合は，体重増加，浮腫，胸腹水を認めることもある．

　低 Na 血症の原因は細胞外液量の増減により分類されるのが一般的である．すなわち，①細胞外液減少型（水以上に Na が減少），②細胞外液正常〜軽度増加型，③細胞外液増加型（Na 以上に水が増加），の3通りに分けて考える．

①細胞外液減少型

尿中 Na 濃度が 20mEq/l 未満で腎前性低 Na 血症，20mEq/l 以上で腎性低 Na 血症を想起する．腎前性の場合として，嘔吐，下痢，発汗過多，神経性食思不振症，イレウス，熱傷などがあげられる．腎性の場合としては，サイアザイド利尿薬，間質性腎炎，副腎不全，浸透圧利尿（高血糖，マンニトール），中枢性塩類喪失症候群などがあげられる．

②細胞外液正常型

尿中 Na 濃度が 20mEq/l 以上で，脱水や浮腫を認めない．代表例として，高齢者，抗利尿ホルモン不適合分泌症候群（SIADH）や甲状腺機能低下症，下垂体機能低下症，水中毒，急性ポルフィリアなどがあげられる．

※ SIADH とは，抗利尿ホルモン（ADH）分泌過剰もしくは反応性増大による病態で，低浸透圧であるにもかかわらず ADH の作用が持続するものである．肺小細胞がんや脳障害，カルバマゼピンの内服などでみられることがある．心・腎・肝・副腎機能は正常で，低 Na 血症，低浸透圧血症，高張尿，血清尿酸低値，血清レニン低値，血漿 ADH 高値で診断がつく．

③細胞外液増加型

腎性としては，急性腎不全，慢性腎不全，ネフローゼ症候群，腎外性としては，うっ血性心不全や肝硬変が代表的である．細胞外液は増加しているものの有効循環血漿量は低下しているため，レニン–アンジオテンシン–アルドステロン系亢進，ADH 分泌亢進により口渇亢進，水貯留が生じ，さらに糸球体濾過量減少により腎希釈力が障害されるのがその病態である．

【治療】

高度の低 Na 血症（<115mEq/l）では脳浮腫をきたすため速やかな補正が必要である．ただし，急速補正は浸透圧性脱髄症候群の発症に注意が必要である．リスクファクターとして低 K 血症，女性，糖尿病，アルコール多飲などがあるので，これらがある場合は補正速度をより緩やかにする．

健診・人間ドックの現場でみられる低 Na 血症としては，以下のものが多いと思われる．また対処法についても合わせて記述する．

1) 高血糖によるみせかけの低 Na 血症：血糖 100mg/dl の上昇ごとに血清 Na は 1.6mEq/l 低下するので，血糖 300mg/dl では 3.2mEq/l 低下する．血糖コントロールにより改善する．
2) サイアザイド利尿薬投与：高血圧の治療薬として使用されているほか，CKD の浮腫の管理として使用されていることが多い．同時に塩分摂取不足や嘔吐，下痢などをきっかけとして出現する．用量依存性が認められるので，中止できない場合は極力少量にとどめる．ARB と利尿薬の合剤が上市されてから，低 Na 血症を認める機会が増加している．この場合は，他の降圧薬に切り替えるか，合剤ではなく単剤に切り替えて利尿薬を減量することで解決する．
3) 高齢者にみられる原因不明の低 Na 血症：腎での Na 保持能が低下していることも関係しているが，原因が明らかでない低 Na 血症にも遭遇する．一部では鉱質コルチコイド投与で改善することがある．
4) SIADH：原因精査が最も重要で，肺がん，脳腫瘍のほか薬剤性のものが発見されることもある．

2. 低 K 血症（血清 K＜3.5mEq/l）

症状としては脱力，しびれ，麻痺性イレウスとともに，多飲・多尿，不整脈などがあげられる．特に血清 K 2mEq/l 以下と高度になれば呼吸筋麻痺から低酸素血症を起こしたり，腸管運動麻痺から腸閉塞を起こしたり，さらには横紋筋融解症による急性腎不全を発症したりと致命的となることがあるので注意が必要である．したがって，低 K 血症をみた時はまず心電図を確認する．U 波出現に加え，心室性期外収縮を認めれば緊急治療の適応となる．一般的に低 K 血症があれば K 欠乏があると考えてよい．欠乏の原因が腎性か腎外性かの鑑別が必要で，これは尿中 K 排泄量で判定する．すなわち，尿中 K 20mEq/日以上を伴う低 K 血症の場合は腎性 K 喪失，20mEq/日以下では腎外性 K 喪失を想起する．

腎性 K 喪失の原因としては，①腎疾患：尿細管性アシドーシス，間質性腎炎，慢性腎盂腎炎など，②利尿薬の投与，③内分泌異常：原発性アルドス

テロン症，腎血管性高血圧，Cushing 症候群，漢方薬など，③電解質異常：高 Ca 血症，低 Mg 血症，⑤ Bartter 症候群，Gitelman 症候群，Liddle 症候群などがあげられる．

　他方，腎外性 K 喪失としては，嘔吐，下痢，アルコール依存，ダイエットなど偏食，摂取不足，偽性 Bartter 症候群，利尿薬，インスリン過剰，アルカローシス，甲状腺機能亢進症などがあげられる．

　※偽性 Bartter 症候群：利尿薬や下剤の濫用，慢性下痢・嘔吐，神経性食思不振症などでは，Bartter 症候群と類似の病態を呈することから，偽性 Bartter 症候群とよばれる．下剤の濫用や慢性下痢・嘔吐であれば尿中 Cl 排泄低下が認められるので鑑別可能であるが，フロセミドやサイアザイドの濫用は検査所見からは鑑別困難である．

　治療であるが，血清 K＜3.0mEq/l 以下で，不整脈や呼吸筋麻痺，ジギタリス中毒を認める場合は緊急治療の適応となる．血清 K＞3mEq/l であれば原則として経口投与する．低 K 血症がありアシドーシスとなるのは通常下痢の場合か腎尿細管性アシドーシス（I 型または II 型）かに限られる．アルドステロン分泌亢進によるものではスピロノラクトンが有効であるが，腎不全や糖尿病がある患者では高 K 血症になりやすいため使用を避ける．

フォローアップのポイント
①原因が薬剤による場合

　診察室で最もよくみられる状況は，利尿薬や漢方薬の服用によるものであろう．いずれも原因薬剤を中止するのが望ましい．利尿薬はさまざまな理由による浮腫に対して処方されている場合が多く，中止については患者の納得が得られないこともある．また心不全や降圧のための医学的な理由で中止できない場合もある．そのときの対応としては 2 つあり，一つはカリウム保持利尿薬であるスピロノラクトンを併用することである．利尿効果は増強され，低 K 血症は軽減できるが，利尿がつきすぎて脱水にならないように飲水指導を行う必要がある．もう一つの方法はカリウム製剤を併用することである．

> [Rp 1] アスパラカリウム　　1 錠 1.8mEq を適量
> [Rp 2] 塩化カリウム徐放剤　1 錠　8mEq を適量

　同じ 1 錠でも含有量が大きく異なるので処方に際しては注意が必要である．また塩化カリウム徐放剤は消化管穿孔の報告があるので極力少量にとどめるのがよい．
　薬剤の代わりに，できるだけ食事として経口摂取するのが望ましい．すなわちカリウムを多く含む生野菜，果物，いも類を意識して多く摂取することである．バナナ 1 本あたり 8mEq 含まれている．

②その他の原因による場合，原因不明の場合

　まずは食事によるカリウム経口摂取を指導し，それでも血清 K が 3.0mEq/l に達しない場合は，カリウム製剤も用いる．Gitelman 症候群ではスピノロラクトン 100mg, 塩化カリウム 48mEq, 酸化マグネシウム 1.5g でも血清 K 3.0mEq/l に上昇しないケースもあるが，このような重篤例は専門病院に委ねるほうが望ましい．

3. 高 K 血症（血清 K ＞ 5.5mEq/l）

　軽度の高 K 血症では無症状であることが多い．比較的高度の高 K 血症では，「口のまわりがしびれる」（知覚異常），「体がだるい」（筋脱力感），「気持ち悪い」（消化器症状）などの症状が出現する．意識障害はきたさない．さらに高 K 血症が高度になると急速に徐脈や不整脈が出現する．高 K 血症で臨床症状が出現すると，すでに危険な状態にあるが，不整脈が出現すると今や死が迫っていると考えるべきである．したがって，無症状でも高 K 血症をみた時は，まず心電図を確認する．
　中等度以上の腎不全（GFR 10〜15ml/分以下）で 1 日尿量が 500ml 未満と少ない場合にみられる．糖尿病腎症では 4 型腎尿細管性アシドーシスとして高 K 血症と代謝性アシドーシスを認めやすい．この場合のアニオンギャップは上昇していない．また忘れてはならないのが，薬剤である．RAS 系阻害薬（ACE 阻害薬，ARB, 抗アルドステロン薬，β 遮断薬，ヘパリン）

や,プロスタグランジン合成阻害薬（NSAIDs），メシル酸ナファモスタット（フサン）などが K 上昇に寄与する．

フォローアップのポイント
①原因が薬剤による場合
最もよくみられる状況は,高血圧や CKD に対してレニン-アンジオテンシン抑制薬が投与されている場合である．高血圧だけであれば，他の降圧薬に変更することができる．CKD の場合は，腎保護効果を狙って必須の薬剤であるので,他剤に切り替えることはできない．その場合の方法として次のいくつかを組み合わせる．

a) 食事療法：成人では 1 日 40～80mEq（1,600～3,200mg）のカリウムを摂取し,ほぼ同じ量が尿中に排泄されてバランスがとれている．したがって経口摂取量を減らせば血中カリウム値は下降することが期待できる．具体的にはカリウムを多く含む生野菜,果物を控えることである．バナナ 1 本あたり 8mEq 含まれている．また普段から 1.5l 前後の飲水の習慣をつけさせることも大切である．尿量が少ないとカリウムは排泄

表 1　電解質異常をきたす可能性がある薬剤

電解質異常	原因薬剤
低 Na 血症	カルバマゼピン，クロルプロパミド，シクロホスファミド，ニコチン，サイアザイド利尿薬，NSAID，SSRI，SNRI
高 Na 血症	リチウム，デメクロサイクリン
低 K 血症	サイアザイド利尿薬，ループ利尿薬，甘草を含む漢方薬，下剤，副腎皮質ステロイド，インスリン，炭酸脱水素酵素阻害薬
高 K 血症	ACE 阻害薬，アンジオテンシン II 受容体拮抗薬（ARB），β 遮断薬，アルドステロン拮抗薬，レニンインヒビター，カリウム製剤，NSAID，ヘパリン，フサン，シクロスポリン
低 Ca 血症	カルシトニン，ループ利尿薬
高 Ca 血症	ビタミン D，サイアザイド利尿薬

されにくくなるからである．

b）薬物療法：カリメート，アーガメイトゼリーなどのカリウム吸着剤を経口投与する．これらは 5g で 5mEq のカリウムを吸着するとされている．一方，カリウムを上昇させる薬剤について熟知し，極力投与しないように心がけることも大切である．たとえば β 遮断薬や非ステロイド抗炎症薬でもレニン分泌を抑制し高 K 血症をきたしやすい．電解質異常をきたす可能性がある薬剤を表 1 にあげるので参照されたい．

4．高 Ca 血症（血清 Ca ＞ 10.5mg/dl あるいは ＞ 5.3mEq/l）

症状はイオン化 Ca 値に依存する．そのため，高 Ca 血症は，血清アルブミン値による補正 Ca 値 11mg/dl（5.5mEq/l）以上，またはイオン化 Ca 値 2.7mEq/l 以上で判断する．

※補正 Ca 値（mg/dl）

＝測定 Ca 値（mg/dl）＋ 4 －血清アルブミン値（g/dl）

症状として，①脱水，②神経筋症状（筋力低下，意識障害），③循環器症状（徐脈，高血圧），④消化器症状（悪心，嘔吐，便秘，潰瘍，膵炎），⑤尿路結石があげられる．

原因としては，以下にいくつか示すが，そこに増悪因子である脱水，腎機能低下，アルカローシスを合併すると，重篤な高 Ca 血症をきたす．特に悪性腫瘍や副甲状腺機能亢進症は重要であるが，二次的なものにも注意する．

1．医原性：ビタミン D，ビタミン A 中毒症，Ca 製剤の過剰摂取，ミルクアルカリ症候群，サイアザイド系利尿薬，リチウム製剤，2．原発性副甲状腺機能亢進症，3．悪性腫瘍：骨転移，多発性骨髄腫，白血病，PTH 産生腫瘍 MEN2 型，PTH-related peptide 産生腫瘍，4．肉芽腫性疾患：サルコイドーシス，結核，5．家族性低 Ca 尿性高 Ca 血症，6．その他：副腎不全，甲状腺機能亢進症，末端肥大症

高 Ca 血症の治療は，まず原疾患の治療が最優先であるが，補正 Ca 値が 12mg/dl 以上で，急速な Ca 濃度の上昇や意識障害，心電図異常の出現を認める場合，緊急治療の適応となる．

1. 効果が早いのは，生理食塩水または1/2生理食塩水の点滴で，フロセミドの静注を併用する．ただし，他の電解質異常（低K血症，低P血症，低Mg血症）の発現に注意する．必要に応じて，血液透析も考慮する．
2. 効果発現に数時間を要するものとして，エルシトニンの筋注または静注を行う．プレドニゾロンの静注も考慮する．
3. 効果発現に数日を要するものとして，ビスホスホネート製剤の使用がある．

B BUN，クレアチニン，GFRの異常

血清クレアチニンやBUNに異常が認められた場合，まずは再検査を行い，日本腎臓学会の提唱する推算GFR（eGFR）により腎機能を評価する．また，同時に糖尿病や高血圧，脂質異常症，肥満，喫煙，貧血等の慢性腎臓病（CKD）増悪因子を把握し，その治療と是正に努める必要がある．

eGFR（ml/min/1.73m^2）＝ 194×Cr$^{-1.094}$×Age$^{-0.287}$

女性は，さらに×0.739

（注）18歳以上に適用する．血清Crは酵素法で測定された値を用いる．

この式は簡易法ではあるが，75％の症例で実測GFR±30％の範囲に入る程度の正確度であり，実臨床での使用には耐えうるものと考えられる．肥満者や糖尿病症例においても同様の正確度であるが，クレアチニンの尿細管分泌を抑制するシメチジンなどの薬剤を使用している場合は低く推算される．また四肢欠損や筋肉疾患などの筋肉量が減少している症例では高く推算される．

また，この式では体表面積（BSA）が1.73m^{2}という標準的な体型（170cm，63kg）に補正した場合の糸球体濾過量が算出されるが，投薬量の設定など，患者個々のeGFRが必要な場合は，体表面積補正をしないで評価する必要があることに留意する．

体表面積を補正しないeGFR ＝ eGFR × BSA/1.73

日本腎臓学会編のCKD診療ガイド2012によれば，20歳以上の日本人で，eGFRが50ml/min/1.73m² 未満（40歳未満の若年者ではeGFR 60ml/min/1.73m² 未満，腎機能の安定した70歳以上ではeGFR 40ml/min/1.73m² 未満）の場合，将来の腎機能悪化が予想されるため，腎臓専門医に紹介することが求められている．

〈CKD発症あるいは腎障害進行のリスクファクター〉
- 高血圧　　● 耐糖能異常，糖尿病　　● 肥満，脂質異常症，メタボリックシンドローム　　● 膠原病，全身性感染症　　● 尿路結石，尿路感染症，前立腺肥大　　● 慢性腎臓病の家族歴，低体重出生　　● 尿所見異常や腎機能異常の既往．腎形態異常の既往　　● 常用薬（特にNSAIDs，抗菌薬）やサプリメントなどの服用歴　　● 急性腎不全の既往　　● 喫煙　　● 高齢　　● 片腎，萎縮腎　　● 脱水

CKDの管理については多岐にわたるが，主なものは，①生活習慣の改善，②食事療法，③血圧管理，④貧血管理，⑤血糖管理，⑥脂質管理の6つである．CKD診療ガイドに準拠して記述する．
① 生活習慣の改善については，過食と運動不足によるメタボリック症候群をはじめとした生活習慣病とCKDは深く関連していることが指摘されている．その中で，すぐに取り組むべき生活習慣は，禁煙と肥満解消（BMI＜25）である．
② 食事療法については，食塩，蛋白質制限により糸球体過剰濾過を抑制することが基本となる考え方である．さらに，食塩制限は高血圧や細胞外液量増大を防ぐことが期待される．また，蛋白質制限は高窒素血症，高リン血症，代謝性アシドーシスを抑制することが期待される．CKD患者の食塩摂取量は3g/日以上，6g/日未満とするのが基本である．蛋白質摂取量については，ステージG3で0.8～1.0g/kg/日，ステージG4～G5で0.6～0.8g/kg/日を基本とする．
③ 降圧療法については，降圧目標値は診察室血圧で130/80mmHg以下とする．使用する降圧薬については，糖尿病合併CKDや軽度以上の蛋白

尿を呈する糖尿病非合併 CKD の場合，糸球体内圧降下の観点から，レニン-アンジオテンシン系阻害薬であるアンジオテンシン変換酵素阻害薬やアンジオテンシン II 受容体拮抗薬が降圧薬の第一選択薬とされている．第二選択薬については，利尿薬かカルシウム拮抗薬が推奨されている．多くの場合はさらなる併用療法が必要となる．正常蛋白尿の糖尿病非合併 CKD の場合は，降圧薬の種類を問わないで，患者の病態に合わせて降圧薬を選択する．

④貧血管理については，低酸素に伴う尿細管間質障害防止が基本となる考え方である．最近は，貧血が心，腎機能と相関することが指摘されている．エリスロポエチンの欠乏による腎性貧血の出現は，一般的には CKD ステージ G3 以上とされているが，尿蛋白の多い症例や糖尿病症例の一部にエリスロポエチン低値の症例があることに注意する．ただし，現在，血清 $Cr > 2mg/dl$ 以上でないとエリスロポエチン製剤が保険上使用できないことに留意する．エリスロポエチン製剤使用時は，鉄欠乏になりやすいので注意する．

⑤血糖管理については，糖尿病性腎症が透析導入原因疾患の第一位であることは周知の事実であり，血糖管理目標は $HbA1c < 6.9\%$（NGSP）とされる．

⑥脂質管理については，$LDL\text{-}C < 120mg/dl$（可能であれば $100mg/dl$ 未満）が目標値となる．脂質異常が動脈硬化の危険因子であることは，疫学的にも明らかであり CKD の進展にも関与していることは想像に難くない．

〈中島英明，内田俊也〉

17 尿所見異常（内科疾患）のフォローアップ

　内科疾患における尿所見異常としては，腎の異常を想定する必要があり，必ず再検査をする必要がある．検尿異常者が放置されることがあってはならない．例えば，試験紙法による尿蛋白検査では，新規尿蛋白陽性患者が健診受診者の中で占める割合は 0.5％前後と低いが，そこで発見された蛋白尿陽性患者が透析に移行する可能性は 5〜10％前後と高い．蛋白尿，血尿ともに陽性例（1＋以上）は，10 年間で約 3％が透析導入となっている．

　日本腎臓学会編の CKD 診療ガイド 2012 によれば，尿蛋白のみが陽性の場合でも，尿蛋白/尿クレアチニン 0.5g/g クレアチニン以上の蛋白尿を呈する場合は腎機能が悪化する可能性があるので，腎生検を含めた精査が必要で腎臓専門医に紹介することが求められている．日常臨床では，尿蛋白 2＋以上の蛋白尿は腎臓専門医の受診が望ましい．また，尿蛋白 1＋以上および尿潜血 1＋以上が合併していると腎予後が不良であるとされる．したがって，この場合も腎臓専門医に紹介することが求められる．

A どの尿を検査すべきか

1．早朝第 1 尿

　一晩の絶飲食により最も濃縮されているため微量の成分を検出しやすい．尿蛋白は健常人でも 1 日最大 150mg 排泄しており，尿量が 1.5l とすると蓄尿の蛋白濃度は 10mg/dl となり通常の試験紙では検出できない．随時尿は直前の飲水状況により尿量が変化し，蛋白の排泄自体は大きく変化しないので濃度でみると大きく変わることになる．とくに早朝尿の浸透圧は蓄尿で平均化した浸透圧より 2〜3 倍も高いので尿蛋白濃度も数倍高くなり，±から 1＋くらいにはなりうる．同様の理由で早朝第 1 尿では潜血反応も検出しやすい．しかし，起立性蛋白尿は早朝第 1 尿より随時尿のほうが陽性に出や

すい．また早朝第1尿は最も酸性に傾いているので，尿酸性化障害を検出するのに用いる．正常であれば早朝尿のpHは5〜6であるが，これが7〜8を示すようであれば異常である．この場合，プロトンポンプの障害による腎尿細管性アシドーシスを示唆する．

2．24時間蓄尿

尿中成分の1日排泄量を調べるためには必須である．とくに尿蛋白やホルモン代謝物を測定する場合に用いられる．糸球体濾過量の代用としての内因性クレアチニンクリアランスの測定にも必須である．その他尿中電解質の1日排泄量から，インアウトのバランスを知る場合に重要である．電解質異常のアプローチや輸液内容の調整のときにも威力を発揮する．

3．随時尿（スポット尿）

通常の腎・尿路系の状態を示し，外来の検査ではこれを用いることが多い．いつでもどこでも採取できるという利点がある反面，採取時の飲水状態によって濃度が大きく変わることが問題である．必ず尿クレアチニン濃度を同時測定して，各種パラメータをクレアチニン濃度で除して表すと濃縮による変動をかなり補正できる．

4．中間尿

排尿の最初と最後を除いた中間の部分のみを採取した検体である．特に尿路感染症の有無を尿培養で検査するときに用いる．最初と最後の部分には雑菌の混入が多いからである．

B 一般検査項目

1．尿蛋白

蛋白尿の陽性者では，早朝尿や蓄尿による蛋白尿の定量を行う．蓄尿が不可能な場合，尿蛋白濃度と尿中クレアチニン濃度との比を計算する．

注意点としては，pH＞8の高度なアルカリ尿では試験紙法で偽陽性に出

ること，また試験紙法では主にアルブミンを検出するため，Bence Jones 蛋白など低分子蛋白やγグロブリンは偽陰性に出ることである．このような場合でもビューレット法やスルホサルチル酸法による定量では正確に測定されるので，試験紙法との乖離がみられたときには多発性骨髄腫を疑う．

　尿蛋白を指摘されている場合，十分な医療面接と身体所見が重要となる．過去に蛋白尿や血尿の指摘がないかを確認する．浮腫の有無や尿の泡立ちについてもいつからか確認する．感冒様症状に引き続いて発症する場合もある．また急性糸球体腎炎からのキャリーオーバーも考慮して問診する．尿細管間質病変としての蛋白尿もあるので，薬物の使用歴（特に NSAIDs，抗生物質）に注意する．

　ただし，健康診断，人間ドック，学校検尿などで偶然発見された場合，特別な病歴を示さないことも多い．時に血尿や高血圧の存在から発見されることもある．

　蛋白尿が指摘されたら，まずは生理的蛋白尿とよばれる一群を除外する．起立性蛋白尿であれば朝起床時にとった尿からは検出されないことで判断できる．病的蛋白尿としては腎前性，糸球体性，尿細管性，腎後性蛋白尿の 4 グループに分けられる．

　尿蛋白がコンスタントに陽性であれば，1 日蓄尿により尿蛋白量を定量する．2g 以上であれば糸球体性である可能性が高い．尿細管障害あるいは腎後性の原因によるものでは 2g 以下がほとんどである．腎前性の多発性骨髄腫では特異なパターンを呈する．すなわち試験紙による半定量では程度が軽くても定量すると不相応に多いことである．これは試験紙法がもっぱらアルブミンを検出するからで，Bence Jones 蛋白は検出されにくいからである．全身性疾患に伴うものでは，それぞれに固有の所見がみられる．

　高度蛋白尿では尿蛋白の選択性も調べる．すなわち IgG とトランスフェリンのクリアランスの比を調べ，これが 0.1 以下と小さければ選択性が高い．すなわちアルブミン中心の蛋白尿であると判断する．主に微小変化群が相当し，これ以外のネフローゼ症候群は大概の例で選択性が低い．

　十分な医療面接と身体所見，再検査などにより，蛋白尿が確定すれば，ま

ずは原疾患の治療，生活習慣の改善に取り組む．

　ネフローゼレベルの蛋白尿であれば速やかな診断と治療が必要である．原疾患によって適切な治療法が異なるので，腎生検を行って組織診断をつけることが大切である．尿蛋白の指摘から腎生検までの期間が長いほど，腎予後が悪いことの可能性が指摘されていることから，なるべく早く腎生検のできる施設に紹介すべきである．

　原発性ネフローゼ症候群や膠原病ではステロイド療法が第一選択薬であるが，効果が明らかでないときには免疫抑制薬，シクロスポリンも併用する．巣状糸球体硬化症でステロイド抵抗性を示すときにはLDLアフェレーシスも有用である．

　蛋白尿で緊急性を生じるのは，ネフローゼ症候群のときの，脳動脈/静脈血栓症による痙攣発作あるいは脳梗塞発症時であろう．血管内脱水から急性腎不全を呈することもある．これらの場合は低蛋白血症が原因になっているので，低張液を輸液して脱水を防ぎながら，アルブミンを輸注して少しでも膠質浸透圧を上げる．

　生活習慣の改善としては，過激な運動は控えさせる．脱水が腎に負担となることをよく理解させ，1日1〜2lの飲水を習慣づけさせる．浮腫の患者では水制限することを指導されていることが多いが，塩分さえ控えれば水分をとってもむくまないことを根気よく説明し実践させる．高度蛋白尿では蛋白制限して腎への負担を減らすことを理解させる．腎疾患においては，蛋白制限，塩分制限，飲水励行が3大治療法であるといって過言ではない．また高血圧を認めれば，食塩摂取制限をし，ACE阻害薬やARBによる十分な降圧を行う．

2. 尿潜血

　試験紙法は赤血球のみならず，血色素もミオグロビンも検出するので，尿沈渣による検討が必須である．すなわち，潜血反応が陽性で赤血球がみえなければ溶血かあるいは横紋筋融解症を考える．ただし，極端な低張尿や長時間経過した尿でも赤血球が破壊されて尿沈渣で認めにくくなる．尿沈渣で赤

血球円柱を認めれば，糸球体の激しい炎症を意味し，急性糸球体腎炎や半月体形成性腎炎の可能性がある．白血球円柱では急性腎盂腎炎を考える．最近，尿沈渣での赤血球の形態によって，腎由来か下部尿路由来か判定できる．腎由来とくに糸球体疾患に付随した血尿では赤血球が金平糖状やヘルメット状に変形する．

　肉眼的血尿であるか否かも重要なポイントである．泌尿器科的疾患に肉眼的血尿は多いが，腎疾患でも，IgA腎症，半月体形成性腎炎，急性糸球体腎炎では肉眼的血尿を認めることがある．また DIC，血友病，血小板減少症などの出血傾向患者でも肉眼的血尿を呈する．近年若年者の肉眼的血尿の原因として腎静脈のうっ血によるナットクラッカー現象が注目されているが，診断は造影 CT が確実である．

　なお，ビタミン C 服用では試験紙の潜血反応が偽陰性になる．これは試験紙法が酸化還元反応を利用しているからで，同様に尿糖，ビリルビン，亜硝酸塩も偽陰性になりやすい．血尿単独の場合，初めて血尿を指摘された時点で，まずは画像検査を含めた精密検査により尿路異常の有無を検索する．尿路異常がなければ，原則的に蛋白尿の出現まで健診での経過観察でよい．尿路異常については，膀胱炎や尿路悪性腫瘍など，泌尿器科的疾患を見逃さない．特に 40 歳以上の無症候性血尿では尿路悪性腫瘍の可能性が高くなることに注意する．血尿単独例では，経過中約 10％の患者で蛋白尿陽性となることが知られている．血尿単独で腎生検を行う場合としては，IgA腎症，菲薄基底膜病，アルポート症候群などが疑われる時である．

　腎疾患による血尿は，蛋白尿を伴わなければ長期予後の面では腎不全への進行とはあまり関係がないとされている．放置もしくはアドナなど出血防止薬を用いる．泌尿器疾患あるいは易出血患者では血尿をきたしている原病を治療すべきであろう．凝固防止の意味で尿量を増加させる必要もある．大量血尿の場合は出血多量からショックになることがあるが，外傷によるもの，血管性の病変に限られる．まれにワルファリンの過剰投与の場合があるのでワルファリン内服中の患者は注意する．

3. 尿の pH

健常人の早朝尿は pH 5～6 と酸性である．尿酸性化障害があると早朝尿 pH は上昇するが，腎尿細管性アシドーシスの II 型（近位型）や IV 型では酸性のままのことが多いので注意が必要である．時に随時尿で pH 8 程度を示すことがあるが，これは野菜・果物類を大量に摂取した後にみられる．含まれているクエン酸が重炭酸イオンに転換されるからである．尿素分解酵素をもつプロテウス属の尿路感染症では時間が経つと尿素からアンモニアが生成され尿の pH を上昇させる．

4. 尿比重

ちなみに健康診断や人間ドックでは試験紙を用いて尿蛋白，尿糖，尿潜血，ウロビリノーゲンなどを半定量するが，これらの半定量検査は尿の濃縮に大きく影響を受けるので，再検査の時には尿比重も同時に調べられるとよい．

早朝尿の比重は腎濃縮能の検査として重要である．夜間飲水しないため最大濃縮尿になっているからである．加齢と共に低下してくるが，成人では 1.025 以上と濃縮できる．尿浸透圧は尿比重より定量性があるが，ルーチンで測定されることは少ない．尿浸透圧を構成するのは電解質と尿素であり，次式が成り立つ．

$$尿浸透圧 = 2 \times (Na + K) + 尿素窒素/2.8$$

もしこの式で求めた値と実測値が大きく異なるようであれば，異常な浸透圧物質が存在している可能性を示唆する．尿糖のほか，造影剤，グリセロール，マンニトールなどの可能性がある．代謝性アシドーシスでは尿 NH_4^+ の増加のため，やはりギャップを生じる．尿蛋白は分子量が大きいため浸透圧には影響しないと考えてよい．

さらに尿沈渣の検査を行えば，病態を鑑別するのにかなりの情報量が得られる．たとえば潜血反応が陽性でも沈渣で赤血球が増加していないこともあり，この場合は血色素尿症や横紋筋融解症を鑑別することになる．また沈渣に赤血球円柱がみられれば急性糸球体腎炎やループス腎炎を考慮し，白血球円柱を認めれば急性腎盂腎炎を考えることになる．

5. 尿ビリルビン/ウロビリノーゲン

　尿ビリルビンは通常陰性であるが，肝胆道系異常で尿中に排出される．特に，急性肝炎では黄疸が出る前から尿ビリルビンは陽性を示し，肝機能が回復するに伴い，黄疸が消失する前に陰性となるため，尿ビリルビンは急性肝炎の早期発見と経過観察に重要となる．また，肝臓で処理されるウロビリノーゲン量が減ると，尿に出るウロビリノーゲンの量が正常の数十倍にもなることから，ビリルビンと同様に黄疸が出る前から尿ウロビリノーゲンは陽性を示し，急性肝炎の早期診断に役立つ．

　胆道閉塞などの場合は，ウロビリノーゲンの材料となるビリルビンが減少するため，尿ウロビリノーゲンは陰性を示す．このように，尿ビリルビンとウロビリノーゲンは視診で判断できない黄疸を診断でき，肝機能異常の早期発見に役立つ．

6. 尿 糖

　通常，糖は尿中に出ることはなく，出ても尿細管で再吸収されるが，血糖値が一定の限度を超えると，尿中に糖が漏れてくる．このときの血糖値を尿糖排泄閾値といい，通常 170～180mg/dl 程度であるが，この閾値が下がっている場合は，血糖値が正常でも尿糖が出ることがあり，これを腎性糖尿という．腎性糖尿は若い人に多く，必ずしも病気とはいえないが，約 10％が糖尿病に移行する可能性があるとされるので注意を要する．

　尿糖測定の注意点としては，尿糖は腎臓で濾過されてから出てくることから，血糖より 30 分程度遅れること，尿は膀胱で一時的にためられるため，正確な値を知るためには測定の 20～30 分前に一度排尿して膀胱を空にすることが必要である．尿糖が出ていても，定量検査で尿糖の量が 1 日 1g 以下なら基準範囲である．副腎皮質ホルモンの服用や妊娠中などでは陽性になることがある．

　尿糖陽性であれば，基本的には糖尿病を疑い，空腹時血糖値や血中インスリン濃度の測定，ブドウ糖負荷試験を行う．

〈中島英明，内田俊也〉

18 尿所見異常（泌尿器科疾患）のフォローアップ

▶ はじめに

通常，肉眼的血尿がある場合や膀胱炎などの尿路感染がある場合には，患者自ら医療機関を受診することが多い．そのため，今回は尿所見異常の中でも，健診現場で遭遇することが多い，無症候性顕微鏡的血尿（特に泌尿器科疾患）の扱いについて説明する．

A 血尿の疫学[1]

顕微鏡的血尿が発見される頻度は加齢とともに増加し，男性に比して女性に多くみられる．日本の人口から試算すると，その数は 500 万人近くになると推測される．顕微鏡的血尿を呈する患者のうち，2.3％に腎尿路系疾患，0.5％程度に尿路悪性腫瘍が認められると報告されている．

B 尿検査のポイント

1. 血尿の定義[2]

試験紙法による尿潜血反応では，（1＋）以上を尿潜血反応陽性とする．尿潜血反応陽性の場合には，顕微鏡による尿沈渣が必要であり，およそ 5 個/HPF（400 倍拡大 1 視野）以上を血尿とする．

2. 潜血反応と尿沈渣の不一致

尿潜血反応陽性は必ずしも血尿の存在を意味しない．表 1 に示すように，ヘモグロビン尿やミオグロビン尿でも尿潜血反応陽性となるため，尿沈渣での確認が必要である．

表1 尿潜血反応と尿沈渣赤血球結果の関連

		尿潜血反応	
		(−)	(+)
尿沈渣赤血球	(−)	異常なし	低張尿 アルカリ性尿 ヘモグロビン尿 ミオグロビン尿 細菌尿 高度の白血球尿 精液混入
	(+)	アスコルビン酸含有尿 高比重尿 カプトプリル含有尿 多量の粘液成分混入	血尿

血尿診断ガイドライン[1] より

3. 採尿の際の注意点

尿検査では原則的に中間尿（排尿途中に採取した尿）を用いる．また，女性では生理中・直後でないかの問診が必要である．運動後のみに血尿が生じる場合には，早朝尿の検査が有効である．また，尿道カテーテル留置患者では，カテーテルによる粘膜障害や炎症により，血尿・尿中白血球はしばしば認められる．しかし，その中に膀胱腫瘍などの疾患が隠れて存在する可能性があるため，定期的な細胞診検査など，泌尿器科専門医によるフォローが必要である．

C 顕微鏡的血尿をきたす疾患

血尿をきたす主な疾患は，①悪性腫瘍（腎細胞がん，腎盂尿管がん，膀胱がん，前立腺がん），②糸球体性疾患（他項に譲る），③尿路結石症，④炎症性疾患（膀胱炎等），⑤その他（腎嚢胞，遊走腎，腎動静脈奇形）である．抗凝固薬・抗血小板薬内服と血尿の関連であるが，抗血小板薬についての報告はないものの，抗凝固薬（ワルファリン）内服症例では 0.64 % に血尿を

表2 顕微鏡的血尿により発見された病変（文献5より改変）

	症例数	血尿の程度と症例数（/HPF）			
		<1	1〜9	10〜49	≧50
腎結石	169	13	108	36	12
腎囊胞	124	7	83	29	5
IgA腎症	65	6	44	13	2
前立腺肥大症	6		5		1
尿路感染症	4		3	1	
膀胱がん	2		1	1	
海綿腎	2		1	1	
前立腺がん	1	1			

認め，コントロール群との差はなかったと報告されている[1]．抗血小板薬・抗凝固薬内服患者の血尿も通常の患者と同様の精査が必要である[2]．

表2に顕微鏡的血尿750例の原因疾患とそれぞれの血尿の程度・症例数を示す．その原因の多くは，腎結石や腎囊胞といった良性疾患である．悪性腫瘍の検出率は低いものの，それを見落とさない2次スクリーニングが重要である．また，Marianiらの報告[3,4]によると，血尿の程度が高いほど生命を脅かす病変が発見される割合が高いとされている．

D 顕微鏡的血尿の診断

1. 問 診
まず，以下の項目について問診を行う．
- 高血圧・糖尿病の有無…腎実質疾患の危険因子
- 血尿の持続期間…以前から指摘されていたかどうか
- 家族歴…良性家族性血尿（常染色体優性，糸球体基底膜の菲薄化）
  腎がんの一部や前立腺がんでは遺伝の関与があると報告されている
- 女性の場合…生理期間，性行為，腟疾患
- 尿路上皮がんの危険因子

年齢（40歳以上），喫煙，有害物質への暴露，排尿刺激症状，泌尿器科疾患の既往，尿路感染の既往，鎮痛剤（フェナセチン）多用，骨盤放射線照射歴
シクロホスファミド治療歴

2. 糸球体性血尿，非糸球体性血尿の判定

変形赤血球あるいは赤血球円柱が認められる場合，蛋白尿を伴い複数回の検尿でも血尿が持続する場合には，糸球体性病変を疑い内科疾患の精査を進める．変形赤血球が認められない場合を，非糸球体性出血とし，腎・尿路からの出血を疑い泌尿器科的精査を進める．

3. 非糸球体性血尿の診断手順

尿中白血球が高度であり，膀胱刺激症状がある場合には膀胱炎などの尿路感染症を疑う．尿中白血球が陰性かつ蛋白尿陰性の場合には以下，図1の手順での診断を進める．診断手法としては主に，細胞診とエコーをはじめとする生理・画像検査がある．細胞診の膀胱がんにおける特異度はほぼ100%であるが，感度は40〜76%と低い[1,6]．異型細胞が検出された場合には15%で尿路上皮がんが発見される[1]．エコーをはじめとした各検査の特徴を表3に，血尿を呈する主な疾患と適した検査法を表4に示す．エコーは，侵襲が低い簡便な検査であり，感度は膀胱腫瘍で90〜95%，腎がんで100%とする報告もあり[3]，最も有用なスクリーニング検査と考える．

E フォロー

血尿診断ガイドラインでは顕微鏡的血尿については「原因疾患が明らかとならない場合は，悪性腫瘍については3年の経過観察を要し，また腎実質疾患の疑いのあるものについては，腎臓内科専門医の経過観察を必要とする」とされている．肉眼的血尿については，血尿発現から3年以内に処置の必要なほぼすべての疾患が出現し診断されているとされ，3年間は3〜6カ月毎の尿検査，尿細胞診，血液検査，エコー，膀胱鏡，CTなどの施行が推奨

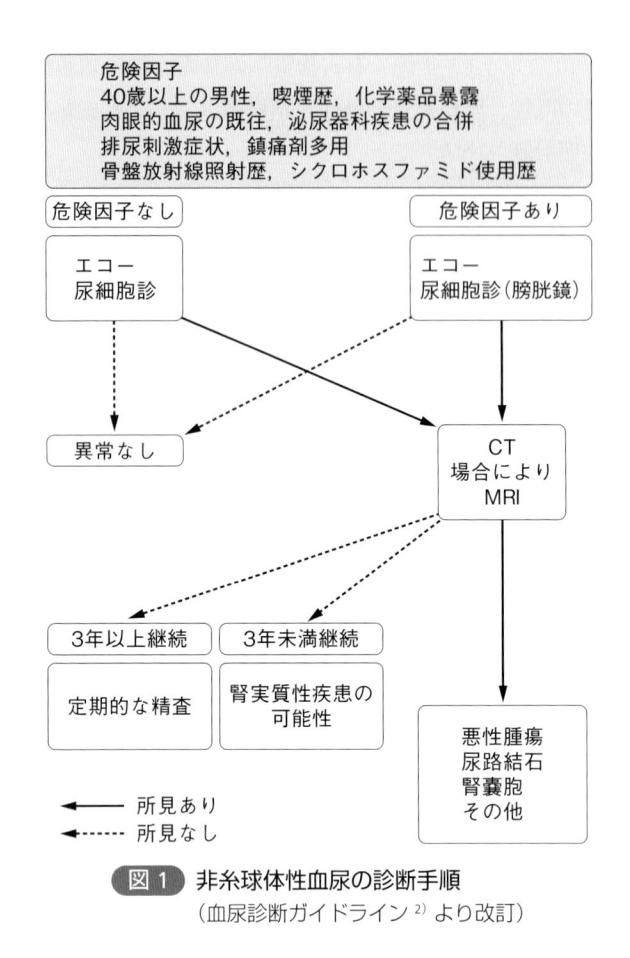

```
危険因子
40歳以上の男性，喫煙歴，化学薬品暴露
肉眼的血尿の既往，泌尿器科疾患の合併
排尿刺激症状，鎮痛剤多用
骨盤放射線照射歴，シクロホスファミド使用歴
```

危険因子なし → エコー／尿細胞診
危険因子あり → エコー／尿細胞診（膀胱鏡）

→ 異常なし
→ CT 場合により MRI

3年以上継続 → 定期的な精査
3年未満継続 → 腎実質性疾患の可能性

悪性腫瘍
尿路結石
腎嚢胞
その他

──── 所見あり
┄┄┄ 所見なし

図1 非糸球体性血尿の診断手順
（血尿診断ガイドライン[2]より改訂）

されている[1]．しかしながら，顕微鏡的血尿については，明確なフォロー基準は示されていない．精査の結果，異常なしと診断された症例では，どのようにフォローを行い，どのような場合に泌尿器科再受診を勧めるべきだろうか．尿細胞診で class III 以上，血尿の程度が高い症例，尿路上皮がんの危険因子がある症例，画像検査において怪しい所見がある症例では，肉眼的血尿の場合に準じ3年間，3～6カ月毎の尿検査，場合により細胞診や画像検査が必要と考える．再紹介の基準としては，細胞診の異常，肉眼的血尿の出現

表3 各画像検査法の特徴

検査名	特徴
エコー	外来で容易に施行できる．腎腫瘍，膀胱腫瘍（蓄尿エコー），腎結石，水腎症などの確認に有用．施行者により検出率に差が出る．
KUB	尿路結石の確認に有用．X線陰性結石，小さな結石，骨盤に被る位置の結石ではわからないことがあり，単純CTでの確認が有用である．
CT	腎腫瘍，尿路腫瘍，結石など幅広い疾患に対応．腎細胞がんでは早期相で濃染するのが特徴的である．最近では排泄相よりCT urographyの構築が可能であり，尿路腫瘍などの検索にも有用である．
IVP DIP	造影剤を使用し，腎盂尿管の形態把握を行う．腎盂尿管腫瘍，尿管結石の診断に有用．
RP	尿管内にステント挿入が必要であり侵襲は高いが，腎盂尿管の形態把握に優れ分腎尿採取が可能．
MRI	前立腺がん，膀胱腫瘍の進達度，腎腫瘍の質的診断などに有用．MR urographyにより造影剤が使用できない患者において，腎盂尿管の形態把握が可能．
膀胱鏡	膀胱腫瘍，前立腺肥大症，尿道出血，腎〜尿管の出血の場合患側の同定が可能．

表4 血尿を呈する主な疾患名と適した検査法

	腎がん	腎盂尿管がん	膀胱がん	前立腺がん	尿路結石	腎嚢胞
エコー	○	△	○ 蓄尿下で	○ 経直腸	○	○
KUB	×	×	×	×	○	×
CT	◎	○	○	×	◎	◎
MRI	○	○	○	◎	×	○
IVP, DIP	×	○	×	×	○	×
RP	×	◎	×	×	○	×
膀胱鏡	×	×	◎	×	○ 膀胱結石	×

◎：最も適している　　○：適している　　×：適さない

あるいは血尿の程度の増悪，排尿症状の出現，画像検査での異常所見の出現があげられる．

> 肉眼的血尿に準じたフォローを行うべき症例
> ・尿細胞診 class III 以上
> ・血尿の程度が高い
> ・尿路上皮がんの危険因子がある
> ・画像検査で怪しい部位がある

> 再紹介の基準
> ・細胞診の異常
> ・肉眼的血尿の出現あるいは血尿の程度の増悪
> ・排尿症状の出現
> ・画像検査での異常所見出現

■文献

1) 日本泌尿器科学会, 編. 血尿診断ガイドライン. 社団法人日本泌尿器科学会. 2006.
2) 血尿診断ガイドライン編集委員会, 編. 血尿診断ガイドライン 2013. 東京: ライフサイエンス出版; 2013.
3) Mariani AJ, Mariani MC, Macchioni C, et al. The significance of adult hematuria: 1,000 hematuria evaluations including risk-benefit and cost-effectiveness analysis. J Urol. 1989: 141: 350-5.
4) 丸茂 健, 松本真由子. 顕微鏡的血尿の臨床的意義. 臨床泌尿器科. 2006; 60: 953-61.
5) 丸茂 健, 村井 勝. 無症候性顕微鏡的血尿に対する2次スクリーニングの意義. 臨床泌尿器科. 1999; 53: 39-43.
6) Badalament RA, Hermansen DK, Kimmel M, et al. The sensitivity of bladder wash cytology, and voided cytology in the detection of bladder carcinoma. Cancer. 1987; 60: 1423-7.

〈中島信幸, 寺地敏郎〉

19 PSA 異常のフォローアップ

A PSA とは？

　PSA とは，prostate specific antigen（前立腺特異抗原）の略である．PSA は前立腺上皮から外分泌される蛋白分解酵素であり，精漿中に分泌される．血中では，α1アンチキモトリプシン（PSA-ACT），α2マクログロブリン（PSA-MG）などと結合している結合型 PSA と，それらと結合していない遊離型 PSA（f-PSA）がある．結合型のほとんどが，PSA-ACT であることから，total-PSA（一般にいう PSA）とは，PSA-ACT と f-PSA の和と考えてよい．健診では，total PSA 測定のみで十分である．

B PSA 値の評価

1. PSA カットオフ値

　現在，一般的に用いられる PSA 値のカットオフ値は 4.0ng/ml である．PSA 値はがん発見率と正の相関があり，PSA 値が高値であるほど前立腺がん発見率は上昇する（図 1）．早期がんの診断には PSA 軽度高値（4～10mg/dl；グレーゾーンとよばれる）でのがん発見が特に重要であり，グレーゾーンでのがん偽陽性率は 70～80％[1] と高いため，診断精度を上げる様々なパラメーターが利用されている（後述）．PSA 値は加齢とともに上昇するため，カットオフ値を年齢別に設定した年齢階層別 PSA カットオフ値を利用することもある（表 1）．これは若年者前立腺がんの早期発見を目的としたものだが，基準値についての統一の見解はなく，有用性については現在検討が重ねられているところである．

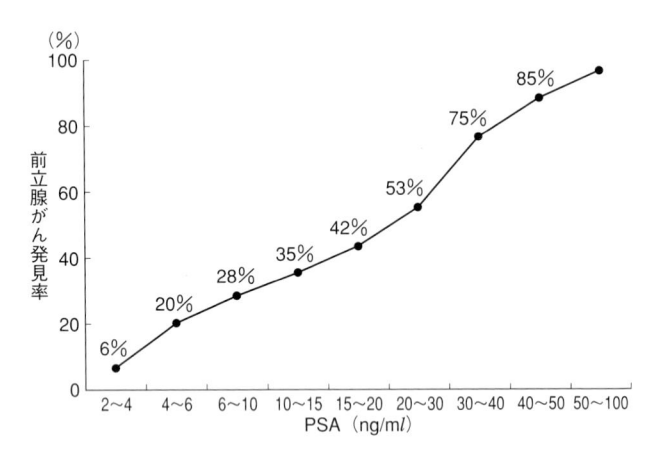

図 1 PSA 値と前立腺がん発見率
(前立腺研究財団:前立腺がん検診テキストより)

表 1 年齢階層別 PSA カットオフ値

年齢	PSA 値
〜64 歳	3.0ng/ml
65〜69 歳	3.5ng/ml
70〜79 歳	4.0ng/ml

2. PSA パラメーター

グレーゾーンでの診断効率を向上させるため,様々なパラメーターが用いられている.具体的には,前立腺がんでは前立腺体積あたりの PSA 値が高いことを利用したもの(PSA density),PSA 増加速度が速いことを利用したもの(PSA velocity),f-PSA の割合が低くなることを利用したもの(free/total 比)などがあり(表 2),グレーゾーンでの診断の一助となっている.

表 2 PSA パラメーター（文献 2 より改変）

PSA density　ng/ml/cm³	単位体積あたりの PSA 値．cut off 値 0.15 とすることが多い．
PSA velocity　ng/ml/年	PSA の経年変化．cut off 値 0.75 に設定することが多く，その場合の感度は約 70%，特異度は約 90% と報告されている．
PSA doubling time	PSA 値が 2 倍になるのに必要な時間
Free/total PSA 比 % free PSA	前立腺がんでは，肥大症に比べて free PSA の割合が少ないことを利用したもの．cut off 値 20% 前後で感度 90% 前後，特異度 40% 前後との報告がある．

3. 前立腺がん以外で PSA 値が上昇することがある疾患・病態

- 前立腺肥大症
- 尿路感染（前立腺炎など）
- 排尿障害
- 性交後，自転車乗車後などの会陰部に負担がかかった状況
- 尿道操作後（カテーテル留置状態，膀胱鏡後など）
- 直腸診後

PSA 値の上昇は，前立腺がんに特異的ではない．前立腺肥大症，前立腺炎などの下部尿路疾患や，直腸診やカテーテル留置などの前立腺に対する機械的刺激において上昇することがある．このため，前立腺肥大症や前立腺炎が疑われる場合には治療数カ月後に再検査する必要がある．また，直腸診施行直後の PSA 検査は控えるようにする．

4. PSA 値に影響を与える薬剤

- フィナステリド（プロペシア®）
- デュタステリド（アボルブ®）
- 酢酸クロルマジノン（プロスタール®）
- アリルエストレノール（パーセリン®）など

PSA に影響を与える（低下させうる）薬剤を列挙する．PSA 測定の際にはこのような薬剤を内服していないかの問診が必要である．内服中の症例ではPSA値を2倍に補正する．しかし，薬剤内服によるPSA値の変化は個人差が大きいため，可能であればこれらの薬剤を3カ月以上休薬後に再検査することが望ましい[3]．

C どのような患者に精査を勧めるべきか

　基本的にはカットオフ値（PSA 4.0ng/dl 以上あるいは年齢階層別 PSA 値）を超えた症例に精査（泌尿器科受診）を勧めるべきである．

　例外として，以下に示す症例はカットオフ値以下でも精査を勧めるべきと考えられる．これはカットオフ値以下でも治療を要する前立腺がんが存在することや，PSA 値が上昇しない前立腺がんも存在するためである．PSA 値による検診の際には，まれではあるがこのような症例が存在することを銘記する必要がある．

> カットオフ値以下でも精査を検討すべき症例
> - 直腸診で硬結を触知する場合
> - 治療抵抗性の排尿障害がある場合
> - PSA 値の大幅あるいは急速な上昇
>   　　　例：PSA 値　昨年 0.5ng/ml ⇒ 本年 3.0ng/ml
> - 家族歴のある場合
>   　　　例：直系家族に前立腺がん患者 1 人 ⇒ 罹患リスク 2 倍[3]

D PSA フォロー計画

1. PSA 値がカットオフ値以下であった場合

　健診 PSA フォローについては，図 2 のように前立腺癌診療ガイドラインで提唱されている．PSA 値 0.0〜1.0 では 3 年毎，1.1 以上では 1 年毎の測定が推奨されている[1,3,4]．これは，PSA 基礎値がその後のがん罹患危険率に関連しているという報告に基づく設定である（PSA 基礎値 2.1〜3.0 の症例での 1 年後の前立腺がん発見率 1.6％，3.1〜4.0 の症例では 5.5％と高く

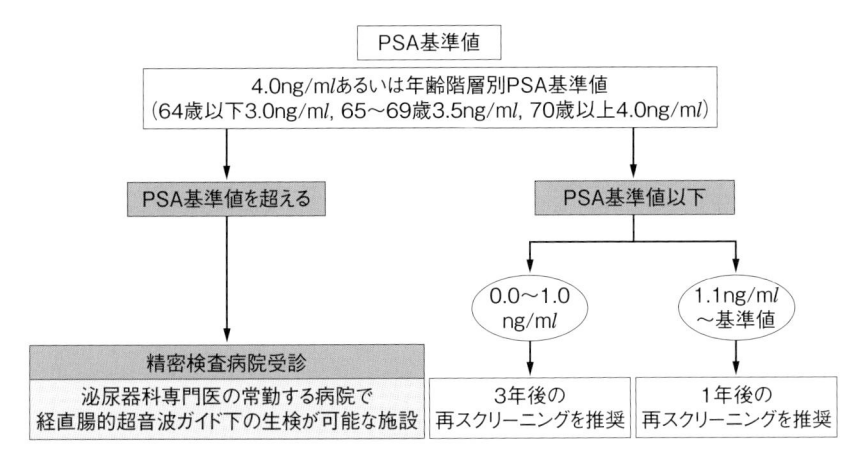

```
                    ┌─────────────┐
                    │  PSA基準値   │
                    └─────────────┘
     4.0ng/m*l*あるいは年齢階層別PSA基準値
     (64歳以下3.0ng/m*l*, 65〜69歳3.5ng/m*l*, 70歳以上4.0ng/m*l*)
```

図2 前立腺がん検診のアルゴリズム（文献 3 より）

左：PSA基準値を超える → 精密検査病院受診（泌尿器科専門医の常勤する病院で経直腸的超音波ガイド下の生検が可能な施設）

右：PSA基準値以下
- 0.0〜1.0 ng/m*l* → 3年後の再スクリーニングを推奨
- 1.1ng/m*l* 〜基準値 → 1年後の再スクリーニングを推奨

なっている).

2. PSA 値が cut off 値以上であった場合，初回生検で悪性所見がなかった場合

　生検で悪性所見が認められなかった場合，いつ再生検を勧めるべきだろうか？　初回生検陰性例でがんを疑う所見があった場合，再生検でのがん発見率は約 20 %[1]である．一般に，初回生検時の直腸診，PSA 値，PSA velocity，density，生検標本における high grade prostatic intraepitherial neoplasia（HGPIN），atypical small acinar proliferation（ASAP）などの合併が再生検のがん検出率と関連すると報告されている[5]．再生検のがん発見率を上げ，不要な生検を減らすために現在最も推奨されるパラメーターは F/T 比で，25 % 以下の症例に再生検が勧められる．また，再生検陰性例ではがん発見率は大きく下がり，3 回目および 4 回目生検でのがん発見率は 5 %，4 % に止まると報告されている[1]．しかし，再生検陰性例における PSA フォローをどの間隔で行うべきか一定の見解はなく，当院では 3〜6 カ月間隔でのフォローを行っている．

また，最近では地域連携クリティカルパスの導入がいくつかの施設で導入され，泌尿器科医への再紹介基準が明記されており，開業医や一般内科医がフォローしやすいようになってきている．今後の普及が期待される．

3. 何歳まで PSA 健診を受けるべきか？

PSA スクリーニングが普及している米国では，余命 10 年まで実施すべきとの報告がある[6]が，エビデンスのない我が国では年齢上限を設定することは事実上困難である．しかし，PSA 値がカットオフ値以下で安定している余命 10 年未満と予測される症例は，以後の PSA フォローアップの意義は少ないと考えられる．

E 患者指導 〜前立腺がんを予防することはできるのか？〜

海外における複数のメタアナリシスでは，動物性脂肪・砂糖・ミルクの摂取に前立腺がん罹患率と正の相関，豆類・穀物の摂取は負の相関が報告されている．また，化学予防として，セレニウム，ビタミン A・C・D・E，イソフラボン，リコペン，β カロチンなどが現在研究されているが，現在のところ有効性に関する最終的な結論が出るまでには至っていない[1]．また，5α 還元酵素阻害剤であるフィナステリドによる前立腺がん罹患の予防についての比較試験が海外で行われ，フィナステリド投与は前立腺がん罹患率を減少させるものの，がんと診断された症例のうち，高悪性度のがんの割合が増加すると報告された[7]．その後，2010 年に同じく 5α 還元酵素阻害剤であるデュタステリド（本邦では前立腺肥大症治療薬アボルブ®として 2009 年に認可）による前立腺がん罹患の予防の研究結果が報告された[8]．その報告でも，デュタステリドはフィナステリドと同様，前立腺がん罹患率を減少させた．さらに，その後 FDA が行った同報告の解析[9]により，高悪性度のがんが発見される割合についても同様に，プラセボ群と比較して，高くなる可能性が示された．近年の研究により，5α 還元酵素阻害剤による前立腺がん罹患率の減少は明らかになってきたものの，前立腺がん死亡率減少効果の有無については，いまだ結論に至っていない[10]．

■文献
1) 日本泌尿器科学会, 編. 前立腺癌診療ガイドライン 2012 年版. 東京: 金原出版; 2012.
2) 伊藤晴夫, 編. 前立腺癌のすべて. 前立腺特異抗原. 東京: メジカルビュー社; 2005. p.80-4.
3) 日本泌尿器科学会, 編. 前立腺がん検診ガイドライン 2010 年増補版. 東京: 金原出版; 2010.
4) Ito K, Yamamoto T, Ohi M, et al. Possibility of rescreening intervals of more than one year in men with PSA levels of 4.0ng/m*l* or less. Prostate. 2003 ; 57: 8-13.
5) 内田克紀, 山内 敦, 川添夏衣. PSA グレイゾーンで初回生検陰性者の follow-up 計画. 泌尿器外科. 2007; 20: 1385-93.
6) U. S. Preventive Services Task Force: Screening for Prostate Cancer. http://www.ahrq.gov/CLINIC/uspstf/uspsprca.htm
7) Thompson IM, Goodman PJ, Tangen CM, et al. The influence of finasteride on the development of prostate cancer. N Engl J Med. 2003; 349 : 215-24.
8) Andriol GL, Bostwick DG, Brawley OW, et al. Effect of dutasteride on the risk of prostate cancer. N Engl J Med. 2010; 632: 1192-202.
9) Theoret MR, Ning YM, Zhang JJ, et al. The risks and benefits of 5α-reductase inhibitors for prostate-cancer prevention. N Engl J Med. 2011; 365: 97-9.
10) Wilt TJ, MacDonald R, Hagerty K, et al. 5α-reductase inhibitors for prostate cancer chemoprevention: an updated Chochrane systematic review. BJU int. 2010; 06: 1444-51.

〈中島信幸, 寺地敏郎〉

20 便潜血反応陽性のフォローアップ

▶はじめに

　便潜血検査は大腸がんのスクリーニング検査として有効な方法であり，広く普及している．厚生労働省がん研究班助成金「がん検診の適切な方法とその評価法の確立に関する研究」班においても，便潜血検査（とりわけ免疫法）は死亡率減少効果を示す十分な根拠があることから，集団および個人を対象とした大腸がん検診として強く推奨されている（推奨グレードA）．

A 便潜血検査

　便潜血検査には化学法と免疫法とあるが，現在は免疫法が用いられる．従来行われていた化学法では，摂取した肉や緑黄色野菜，薬物などにも反応して偽陽性がみられるため，検査前には厳密な食事制限が必要であった．しかし，免疫法は，ヒトのヘモグロビンとの抗原抗体反応によって血液を検出するものであり，ヒトの血液以外の物質とは反応しないため食事制限が不要となった．また，上部消化管からの出血はヘモグロビンが胃液や消化酵素で変性して抗原性を失い検出不能となるのに対して，下部消化管出血において効率よく検出される．現在，多数の試薬や試験法が使用されており，それぞれ感度に違いがある．一般的にそのカットオフ値は便潜血反応陽性率が5％前後になるように設定されることが多いが，免疫学的便潜血検査試薬のひとつであるOCセンサー（栄研化学）を使用している376施設の調査において，カットオフ値の設定は25〜300ng/mlと幅広い．また，要精検率も3.2〜9.8％とばらつきが大きいのが現状である[1]．

B 2日法

　大腸がんはたとえ進行がんであっても絶えず出血しているわけではないた

め，1回だけの検査では陽性率は90％以下である[2]．すなわち1日法では偽陰性が発生することが少なからずある．2日法により進行がんの陽性率を92〜98％に上げることができるといわれている[2]．また，receiver operating characteristic curve（ROC）分析において，2日法を3日法にしてもさほど感度は上がらず逆に特異度が下がるため，現在2日法が広く用いられている．しかし，現在の感度設定では早期がんの陽性率は50％程度にしか過ぎない．したがって，早期がんを見落とさないようにするためには，2日法において1回でも陽性になれば精密検査を受けるべきであり，そのように勧奨しなければならない．

C 便潜血反応の問題点

ヘモグロビンは糞便中では壊れやすく，免疫法では壊れたヘモグロビンは検出されないため注意が必要である．正確な検査結果を得るには採便後は検体を冷所保存し，すみやかに検査することが大切である．

また，便潜血反応はポリープを含むいわゆる隆起性病変が主に検出されるが，逆に平坦あるいは陥凹型のがんは見落とされる可能性が高い．このため，便潜血反応がたとえ陰性であっても消化器症状がある場合は，大腸内視鏡検査などの精密検査を考慮すべきである．日本消化器がん検診学会の全国集計[3]によれば，大腸がん検診によって発見された表在型がんの70.5％は隆起型であったが，残りの約3割はそれ以外であり便潜血反応が陰性になる可能性が少なからずあることが予想される．

D 事後管理[4]

便潜血反応が陰性だった場合，今回の検査で異常がなかった旨を本人に通知する．しかし，たとえ陰性であっても，小さな早期がんで出血がわずかな場合，血液の付着した部位から採取されず検査陰性となる場合があるほか，前述の平坦あるいは陥凹型のがんやその後新たながんの発生もありうるので，逐年検診の必要性を促す．

便潜血反応が陽性だった場合，がんを含む大腸疾患の可能性があるので，

精密検査として大腸内視鏡検査などを行う必要性があることを十分に説明し，大腸内視鏡検査の実施可能な医療機関を受診するように指導する．

便潜血反応陽性にも関わらず精密検査で異常を認めなかった場合でも，引き続き検診などで経過観察を行うことが必要である．当然のことながら，翌年も便潜血反応が陽性になった場合，再度精密検査を行わなければならない．

E 精密検査

精密検査は，全大腸内視鏡検査を行うのが理想であるが，種々の状況でそれが叶わない場合，大腸がん発生部位の約7割が直腸・S状結腸に集中していることもふまえ，S状結腸内視鏡検査＋注腸X線検査を行うこともある．

若林ら[5]は，便潜血反応陽性6,006件の精密検査を行い，大腸がん5.2％（うち，早期がん72.4％），大腸ポリープ44.3％，痔13.3％，その他9.5％，異常なし27.6％の結果を報告している．また，日本消化器がん検診学会の全国集計（精検受診者数154,794件）[3]においても，大腸がん3.9％，大腸ポリープ44.8％，大腸憩室6.5％，その他10.8％，異常なし34.0％と似かよった数値が報告されている．また，この報告によると，精検により発見された大腸がんの病期は，0期40.7％，Ⅰ期27.9％，合計68.6％，また，深達度は，粘膜内がん（M）45.3％，粘膜下層がん（SM）19.5％，合計64.8％と，早期がんが全体の2/3を占めていた．

▶おわりに

大腸がん検診の精検受診率は，日本対がん協会による全国集計において68.4％と，他のがん検診に比較して10〜20％ほど低いのが現状である[1]．今後精検受診率を上げるためには，啓発活動を行い受診者の理解を深めることや，精検処理能力を高めることにより精密検査における利便性を向上させることが必要だと思われる．

■文献
1) 財団法人日本対がん協会．平成20年度がん検診の実施状況（平成19年度がん検診の追跡調査）第42号．東京: 財団法人日本対がん協会. 2009.
2) 多田正大，樋渡信夫．大腸がん検診－その考え方と実際．東京: 医学書院, 1998.
3) 全国集計委員会．平成19年度消化器がん検診全国集計資料．東京: 日本消化器がん検診学会. 2009.
4) 厚生省老人保健福祉部老人保健課．老人保健法による大腸がん検診マニュアル．東京: 日本医事新報社, 1992.
5) 若林泰文，折原正周，濱名俊泰，他．大腸がん検診の適正な要精検率をめざして．日本消化器がん検診学会雑誌. 2008; 46: 233-46.

〈光宗皇彦〉

21 腹部超音波検査異常のフォローアップ

▶はじめに

　腹部超音波所見の判定については平成14年版人間ドックガイドライン[1])が用いられており，多くの項目は現在も妥当と考えられるが，近年の超音波装置の進歩と疾患に関する知見の進歩を考慮すると，膵嚢胞に関してはやや疑問を感じている．膵の嚢胞性疾患は膵がんリスク因子のひとつではないかと近年指摘されており，健診の腹部超音波検査ではしばしば悪性腫瘍そのものを描出できずに随伴所見としての嚢胞のみがみつかることも考慮に入れなければならない．以下，健診でみつかった所見のフォローアップ（経過観察）とは，所見の精査手段のひとつであるとの観点からガイドラインでは触れられていない点について私見を述べる．

A 膵の嚢胞およびその関連疾患

1. 膵嚢胞性病変の鑑別診断

　超音波検査でみつかる膵の嚢胞性病変には，単純性嚢胞の他に，漿液性嚢胞性膵腫瘍（serous cystic neoplasm: 以下SCNと略す）と，粘液性嚢胞性膵腫瘍（mucinous cystic neoplasm: 以下MCNと略す）の2種類の嚢胞性腫瘍，臨床的に嚢胞として取り扱われる管内乳頭粘液性腫瘍（intraductal papillary mucin-producing neoplasm: 以下IPMNと略す），腫瘍の液状変性部が嚢胞にみえることが多い神経内分泌腫瘍やsolid pseudopapillary neoplasm，さらに貯留嚢胞，仮性嚢胞などが含まれる．それぞれの疾患ごとに発がんリスクやがんを随伴するリスクは異なるため，まず超音波画像での病変の性状による鑑別診断を行う[2)]．MCNは最も高リスクであるため原則として手術適応であり，SCNは比較的悪性化リスクが低く，IPMNは主膵管型か分枝型か，さらに病変の大きさで発がんリスクが異なるといわれる．また嚢胞性

疾患ではないにもかかわらず超音波検査で膵囊胞と誤認されやすい病変には，リンパ節腫脹，脾動脈や上腸間膜動脈の動脈瘤，副脾（とくに膵内副脾）がある．これらの疾患は，健診超音波検査でのカラードプラ併用や膵周囲をよく観察することで適切に診断されれば問題はないが，病変周囲を十分に描出できないときはしばしば膵囊胞あるいはその疑いと判定される．

みつかった囊胞がいずれの疾患であるのかを通常の超音波検査のみで鑑別ができないときは，CT，MRI，超音波内視鏡などを含む精査対象となる．とくに治癒可能な小さい膵がんが随伴していないかをみるには，超音波検査のみでの診断は困難なことが多い．前述の人間ドックガイドラインでは，膵の囊胞は境界明瞭で内部無エコーなら C 判定となっているが，健診の超音波検査で指摘された膵囊胞がきっかけで多発性 IPMN や慢性膵炎，膵がんがみつかることをしばしば経験する．膵に囊胞がみつかっている群では囊胞のない群に比べて後年の膵がん発生率が高いとの検診成績報告[3]がある．とくに中高齢者で初めて指摘された囊胞例で背景膵を十分描出できないときは，膵がんに随伴する貯留囊胞の可能性を常に念頭においで対処しなければならない．初めて指摘された膵の囊胞性病変は基本的に要精査と判定するのがよいと考える．

2. フォローアップの対象となる膵囊胞所見

膵の充実性結節，主膵管の拡張や途絶の所見はただちに他の画像診断法を含む精査を必要とするが，健診で初めて指摘された膵囊胞では，囊胞壁が明瞭平滑で内部無エコーであり，かつ超音波検査で囊胞周囲がよく描出されているなら，超音波検査による月単位の経過観察を指示し，囊胞の形状や大きさの変化がなく背景膵に新たな所見の出現がないことを確認するのがよい．一方，囊胞が膵の一部分に多発していたり，囊胞壁が不明瞭であったり，内部が囊胞性か充実性か判断に迷うなど，囊胞ががんの随伴所見である可能性が懸念されるときは，MRI や CT など他の画像診断法を含む精査とする．受診者の年齢や性別，前病歴，腎機能などを参照し，磁場の影響や X 線被曝，造影剤のアナフィラキシーのリスクなどに配慮して，MRCP を含む単

純 MRI,造影 MRI,造影 CT などの精査方法を選択することになる.精査時の詳しい問診で膵炎を疑わせる症状や既往があるときには,必要に応じて膵腫瘍マーカーや膵炎マーカーの追加を行う.

3. フォローアップ時の注意点

膵所見に形状や大きさの変化がないかどうかをみるのが主目的ではあるが,新たな所見が検出されて重大な病変がみつかる例をときどき経験するため,フォローアップ時には必ず膵全体を描出する必要がある.禁食や便通改善などの事前準備や,体位変換や胃充満法を駆使しての丁寧な走査が望ましい[4].背臥位では前腹壁からの描出が困難な膵尾部は,右下側臥位での前腹壁走査(図 1a)や左下側臥位での背部走査(図 1b),座位での左季肋下走査や左肋間走査などを併用する.

主膵管径は体位や時間経過でしばしば変動し,背臥位となった直後にのみ拡張がみられ数回の呼吸で速やかに正常化する例もあるため,走査中に何度

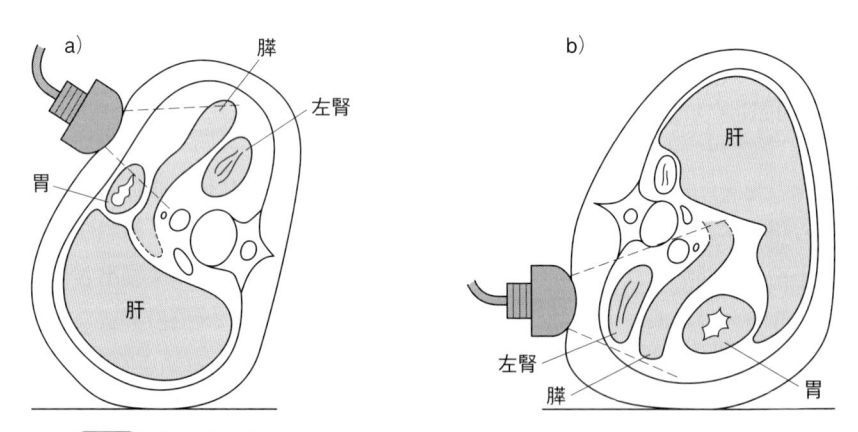

図 1 膵尾部を描出するための追加体位

右下側臥位では胃および横行結腸が偏位して前腹壁からの走査で膵尾部の描出が改善される[4].やや肥満型の被検者に適する(a).左下側臥位では膵尾部が背側に偏位するため背側からの走査で左腎や脾を音響窓としての描出が改善される.痩せ型の被検者に適する(b).

か主膵管を観察することが望ましい．
　描出される囊胞性病変は内部に血流信号を伴っていないかを確認する．病変内部の乱流血流で脾動脈瘤と気づく例や，病変に出入りする血流で膵内副脾と診断されることがある．

B その他の腹部超音波所見のフォローアップ

1. 肝血管腫およびその関連所見
　初回健診でみつかった血管腫は，前述のガイドラインに従って径20mmを超えるものは精査対象となる．ただし血管腫の健診での発見率は3％前後と多く，すべてを造影CTやMRIの対象とするのではなく，肝がんリスクのない受診者では，超音波検査によるフォローアップの対象となることが多い．
　逐年健診者に初めてみつかった肝腫瘤では，真に新しい病変であるのかどうかの検討を要する．背景肝に脂肪化が存在すると肝結節の発見は難しくなり，結節があることがわかっても超音波所見の判定はしばしば困難になる．このため生活習慣病の是正に伴い脂肪肝が改善した結果，以前にはみつかっていなかった充実性肝腫瘤が新たに描出されることがある．逆に背景肝に脂肪化をきたしたために，以前は気づかれていなかった充実性結節と脂肪化した背景肝とのコントラストを生じて相対的な低エコーとして描出されることもある．それらの多くは血管腫や限局性結節性過形成であり，結節が富血性で動脈門脈短絡を随伴すると結節周囲に区域性の低脂肪化を生じるため，B-mode画像では楔状低エコー病変のように描出される．逐年健診者に初めて描出された所見は，病変の形状や大きさ，肝がんリスク因子の有無，前病歴などを確認して，精査の要否を慎重に判定する．定型的な血管腫像を呈しており要観察でよいと思われる例でも新たな所見の出現に受診者が不安を覚えているようなら，月単位の期間を空けてのフォローアップは受診者の安心のための手段となる．

2. 内部エコーのある腎嚢胞

内部エコーを伴う腎嚢胞では，複雑性嚢胞（健診では感染嚢胞はまれで出血性嚢胞が多い），腎杯憩室，嚢胞随伴性腎細胞がんの可能性を鑑別する必要がある．カラードプラで病変の内部に血流信号が観察されれば腫瘍の可能性が大きく造影 CT などによる精査対象となるが，内部エコーが体位で移動するなら複雑性嚢胞や腎杯憩室の可能性が大きく（図 2），超音波検査による次回健診時観察またはフォローアップ対象と考える．

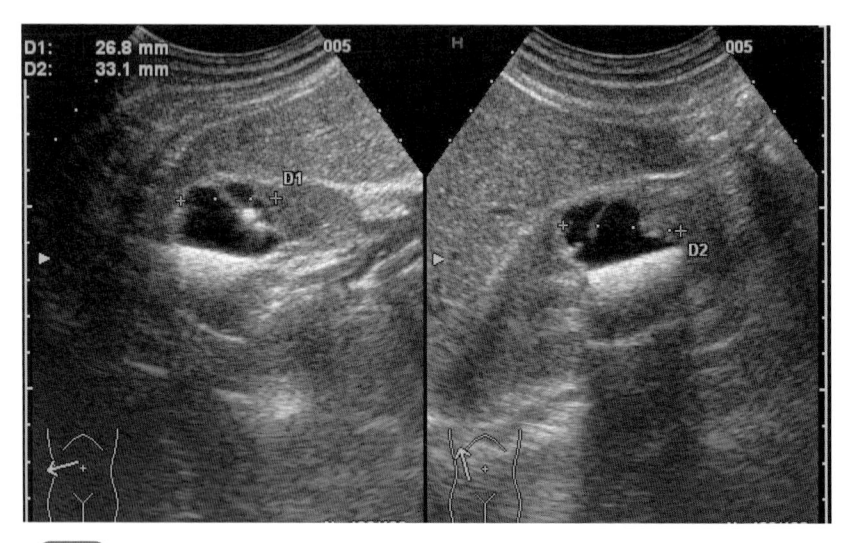

図2 健診超音波検査でみつかった右腎杯憩室
嚢胞構造内に液面形成を呈する高エコー dèbris がみられ単純撮影では石灰乳であった．腎実質内に嚢胞性病変がみられ，内腔に石灰乳や移動性の結石を伴うときは腎杯憩室をまず考える[5]．

C 腹部超音波がん健診基準

2011 年に日本消化器がん検診学会から発表された「腹部超音波がん健診基準」[6] は，肝臓，胆道，腎臓，脾臓，その他の超音波所見に対してカテゴリー分類を行い，がん検診としての精度評価を可能にしようとするものである．各カテゴリーにおける精査の方法やフォローアップ基準は，2013 年 9

月現在まだ未確定ではあるが，健診・人間ドックの腹部超音波検査の有効性評価を目指す第一歩である．

■文献
1) www.hospital.or.jp/pdf/06_20030100_01.pdf（日本病院会ホームページ）
2) 真口宏介, 小山内学, 潟沼朗生, 他. 膵腫瘍の超音波診断. 超音波医学. 2010; 37 (4): 425-33.
3) 高倉玲奈, 鈴木玲子, 仲尾美穂. 平成 20 年度膵癌検診の成績. In: 大阪府立成人病センター検診部, 編. 平成 20 年度検診部報告. 大阪: 2010: p.8-11.
4) 金田　智. 膵の観察とその理論. In: 金田　智. 腹部エコーテクニックとその理論. 東京: ベクトル・コア; 2001. p.58-97.
5) Rathaus V, Konen O, Werner M, et al. Pyelocalyceal diverticulum: the imaging spectrum with emphasis on the ultrasound features. Br J Radiol. 2001; 74: 596-601.
6) 日本消化器がん検診学会超音波部会委員会「超音波検診基準作成のワーキンググループ」, 編. 腹部超音波がん検診基準. 日消がん検診誌. 2011; 49: 667-85.

〈桑島　章〉

22 上部消化管 X 線検査異常のフォローアップ

▶はじめに

　健診・人間ドックにおける上部消化管 X 線検査の第 1 の目的はがんを発見することである．したがって，少しでも疑わしい所見をみつけたら 2 次検査（精密検査）としての内視鏡検査を行う．所見によっては経過観察で十分なこと，あるいは CT や超音波などの検査を依頼することもあるがそれほどは多くはない．

　消化管 X 線画像の診断には，読影能力が必要であることは他の画像診断と同様であるが，さらにもう一つ重要なポイントがある．すなわち，画像の精度である．消化管では，受診者の消化管の状態，造影剤，X 線装置，X 線の撮影条件など，最近はモニター診断が主流になってきたのでモニターの性能や設定にも左右される．そして最も大きく影響されるのは撮影方法および撮影者の技能と診断能である．これらをすべて管理しないと診断能を客観的に評価できない．筆者らは上記を総合的に評価し，改善するために NPO 日本消化器がん検診精度管理評価機構を設立し，胃がん検診の精度管理に取り組んでいる．

　紙面が限られているので，本稿では上部消化管の腫瘍性病変が疑われたときの対応について解説する．なお，読影に際しては画像に写っていない部位がないか必ずチェックしておかなければならない．みえないところがあるときには精査するとともに，撮影者に必ずフィードバックすべきである．

A 食　道

1. 隆起性病変

　まず，正面像および側面像をみて輪郭や襞の流入の仕方，表面の性状から上皮性か非上皮性かを見極める．食道では，上皮性病変はほぼがんと考えら

れるので，すぐに内視鏡を行う．非上皮性病変と考えられても頂部に潰瘍を伴っていれば悪性が疑われるので内視鏡を行う．潰瘍を伴わない非上皮性腫瘍は，胃と違って GIST（gastrointestinal stromal tumor）よりも平滑筋腫が多いので，小さければ（2cm 以下）経過観察でもよい．しかし，初回は3〜6カ月後に検査を行い，所見が変わらなければ1年間隔でみる．これについてはまだ，明確なエビデンスはない．大きいときには CT や超音波内視鏡で内部構造を調べる．

2. 陥凹性病変

陥凹性病変が疑われるときには，がんの可能性が高いので必ず内視鏡を行う．ただ食道のスクリーニング検査は立位で撮影するため，造影剤が陥凹に溜まっているとは限らないので，慣れないと見落とすことがある．

3. 潰瘍あるいは炎症性疾患

良性潰瘍は逆流性食道炎を除くとほとんどない．逆流性食道炎は多くの場合，食道裂孔ヘルニアに合併することが多く，食道と胃の粘膜接合部から上方に広がっており，食道上皮の粗糙化，びらん，潰瘍がみられる．瘢痕収縮により狭窄をきたすと，がんや食道アカラシアと鑑別しなければならないが，いずれにしても内視鏡を行う．

広い範囲にわたって上皮が粗糙になっているときは食道炎が疑われるが，表層拡大型のがんを否定しなければならない．

通常みられる食道炎は逆流性食道炎かカンジダ性食道炎である．いずれにしても内視鏡を行ったほうがよいが，良好な二重造影像が撮影されていれば鑑別診断は可能である．

4. 食道裂孔ヘルニア

滑脱型食道裂孔ヘルニアがあるときには，バレット上皮の有無をみる．バレット上皮があり，なおかつ一部に隆起や陥凹があるときにはバレット上皮がんの可能性があるので内視鏡を行う．バレット上皮は，わが国でも最近数

多くみられるようになってきたので,バレット上皮が疑われた時には内視鏡を行ったほうがよい.

B 胃

1. 変形・伸展不良

大弯や小弯の弯入,小弯短縮など変形があるときには,多発潰瘍や線状潰瘍(瘢痕)が疑われる.多発あるいは線状潰瘍瘢痕では一部にがんを伴うこともあるので,検索が不十分であれば内視鏡を行う.

充盈像や二重造影像で造影剤やガスが十分に入っていても内腔が伸展しないときには,スキルスを疑う.特徴的な襞の所見(肥厚や蛇行など)があれば確かである.伸展が悪いところに陥凹や潰瘍があれば,そこから生検することにより病理学的にも確診がつけられる.

2. 潰瘍(瘢痕)

ニッシェがあれば悪性ニッシェかどうかをみる.周堤を伴っていると進行がんの可能性が高いのですぐに内視鏡を依頼する.消化性潰瘍(良性潰瘍)であれば,周囲に早期がん(ほとんどは IIc なので,浅い陥凹や粘膜面の不整)がないかを診断する.明らかでない時にはすぐに内視鏡は行わず,まず潰瘍の治療を行ってから治癒判定も含めて 2〜3 カ月後に内視鏡を行う.活動期には潰瘍辺縁にわずかにがんがあっても,診断できないことがあるからである.

潰瘍瘢痕については周囲に早期がん(IIc)を伴っていないかをみる.IIc 型早期胃がんの多くは潰瘍瘢痕でチェックされることが多い.ポイントは浅い限局した陥凹面を形成していないか? 潰瘍瘢痕を含む局面が限局して周囲と異なる粘膜模様を呈していないか? 周囲から集中する襞の途中にくびれ,断裂太まり,先細りなどがないかをみる.あればすぐに内視鏡を,完全に否定できれば 1 年後の経過観察でよい.

3. 隆起性病変

　食道と同様に，まず上皮性か非上皮性かを見極める．上皮性で2cm以上であればがんを疑う．2cm以上でも有茎性であれば過形成性ポリープのことがあるが内視鏡および生検を行う．2cm以下で，有茎性で表面が八つ頭状であれば過形成性ポリープの可能性が高いが，自信がなければ内視鏡を勧める．内視鏡で良性と診断された時には経過観察でよい．しかし，過形成性ポリープでもがんを合併してくることがまれにあるので，大きさや形状には気をつける．

　胃底腺領域に小さなポリープが散在，あるいは多発するときは，胃底腺ポリープと考えられるので，がんは否定できる．また，胃底腺ポリープはピロリ菌感染陰性のことが多く，他の所見と併せて，健康な胃と判定できることもある．なお，家族性大腸ポリポーシスでも多発する胃底腺ポリープがみられることがある．

　平盤状の隆起は，腺腫かがん（IIa型早期胃がん）の可能性が高いので，内視鏡および生検を依頼する．また，頂部に陥凹を伴うときにはがんの可能性が高い．

　ただ，小さいもの（1cm以下）ではタコイボびらんも同様の形態をとる．通常，幽門部にみられ多発し，陥凹の輪郭は整，隆起の輪郭も平滑である．小さなIIc型早期胃がんはタコイボびらんと鑑別を要するが，単発のことが多く，陥凹の輪郭は棘状で，周囲の隆起は顆粒状を呈する．

　粘膜下腫瘍が疑われる病変については，頂部に潰瘍あるいは陥凹を伴っていれば悪性が強く疑われるので内視鏡を行う．胃では，がんでも粘膜下に腫瘤を形成して粘膜下腫瘍様の形態を呈するものがあるので注意する．また，カルチノイド腫瘍（low grade malignancy）も粘膜下腫瘍様の形態を呈する．これらは小さくても必ず潰瘍や陥凹を伴うので，診断の参考になる．内視鏡では，潰瘍や陥凹から生検することによって確診がつく．潰瘍を伴わない非上皮性腫瘍は胃ではGIST（gastrointestinal stromal tumor）が多い．平滑筋腫もみられるが，2cmを超えるものはGISTを疑う．GISTはリスク分類がされており，急速に増大するものは高リスクの比率が高い．2cm以下の小

さな潰瘍を伴わない粘膜下腫瘍は経過観察でもよいが，初回は6カ月後，変わらなければ1年間隔でみる．組織診断をつけるには超音波内視鏡による針生検が最も確実である．大きいときにはCTや超音波内視鏡で内部構造を調べる．

悪性リンパ腫も粘膜下腫瘍であるが，上述の間葉系腫瘍とは形状が異なる．とくにMALTリンパ腫が問題となる．IIc型早期胃がん様の形態をとることが多いが，IIcに比べて陥凹の境界が不明瞭であること，多発していることなど病変が多彩なことが鑑別になる．いずれにしても内視鏡を依頼する．

4. 陥凹性病変

前述したが，IIc型早期胃がんは限局した浅い陥凹面がみられ，底の模様が周囲の粘膜と異なる．陥凹の境界も棘状など不整である．しかし，健診では造影剤が陥凹に溜まっていないことや，病変の一部しかみえていないことが多く，少しでも疑われるときには内視鏡を行う．鑑別すべき病変としては，MALTリンパ腫や良性びらん，限局性の粘膜萎縮などがあげられる．

5. 襞の肥厚

襞が広い範囲にわたって肥厚しているときには，スキルス，悪性リンパ腫および肥厚性胃炎を疑う．スキルスは伸展させようとしても伸びないが，悪性リンパ腫や肥厚性胃炎は伸展する．過伸展にすると，肥厚性胃炎では襞が消えることがあるが，悪性リンパ腫は肥厚した襞が消失せず，また，頂部に潰瘍やびらんを伴うことが多い．

▶ おわりに

消化管X線画像の診断では，画質の精度管理および撮影者の検査技術と診断能力が大きく影響する．検診で発見される早期胃がんや早期食道がんの過半は撮影者が検査中に異常に気づいて追加撮影をしているという現状を知れば明らかである．読影医の立場からは診断能を高めるだけでなく，X線装置や造影剤，撮影方法にも精通して，撮影者（放射線技師）と協力してお互

いに切磋琢磨しながら検査や診断を行うべきであることを忘れてはならない．

　また，本稿では何か所見があれば内視鏡と書いたが，X線でよい写真が撮られており，読影力があれば鑑別診断は可能である．また，X線でがんを疑って内視鏡を行い生検が陰性であっても，がんの可能性は否定されたわけではない．すなわち，内視鏡および内視鏡による生検の診断が絶対ではないことも忘れてはいけない．

〈杉野吉則〉

23 胸部X線写真および胸部CT異常影のフォローアップ

▶はじめに

　胸部X線写真で発見される早期肺がんの多くは，無症状のうちに発見される．一方，肺がん検診の際に，精査か否かの判断や，要経過観察例の精査時期の決断に迷うことは多い．また非がん疾患の定期通院中に偶然撮影した胸部写真などで肺がんを疑う異常影を指摘できることも多い．本稿では，治りうる早期肺がんをみつけるために，画像診断で疑わしい異常影をどのような場合に精査に踏み切るのか，また経過観察するならばどのようなフォローアップが必要か，ということにフォーカスをあてて解説したい．治療法のエビデンスと異なり，本邦での適切な経過観察方法を標準化しうる大規模臨床試験のようなエビデンスは皆無である．したがって現時点では，これらの判断についても，エキスパートコンセンサスのような手引のみ存在する．

A 胸部単純写真フォローのポイント[1,2]

　当然であるが，胸部写真上の肺がんは，必ずしも円形腫瘤の異常影として表現されるとは限らない．写真では，普段みられないような位置の線状影や限局性の浸潤影などに注意する必要がある．1枚の胸部写真で異常ではないかと疑った場合には，同一人の以前撮影された胸部写真を取り寄せて比較することが精査判断前に行う必須事項と考えてよい．検診に携わる医療機関では比較読影のために，被験者・患者ごとの過去フィルム画像をまとめて保存しておくことがきわめて重要である．この同一人過去画像との比較により，どのくらいの期間内にどれだけ変化したのかあるいは変化していないのかということが迅速に判断できる．異常影の濃度，広がり，周囲肺の血管胸膜変化なども含めて比較し，年単位の2時点で全く変化していない場合には，陳旧性変化であることが多く，精査は不要である．軟部組織や骨格系につい

23. 胸部X線写真および胸部CT異常影のフォローアップ

ての異常に関しても年単位で不変であれば精査不要であることが多い．ただし正面写真では撮影体位も同時に必ず比較しておかないと，撮影体位が少しずれた2枚の写真では，形状が変化したようにみえることがある．また，ずれを利用して比較フィルムの撮影体位などを比較読影することにより，異常結節影が肺内のどのぐらいの位置にあるものかを推定することができる．すなわち比較画像で後肋骨とともに動いている場合には肺門から背側に位置する結節であることがわかる．撮影体位を変えた写真（斜位，腹背方向）などで形状が変化し，より空洞などの特徴的所見がみやすくなって，結節の鑑別診断に寄与することもある．週単位，月単位の2時点の比較では，異常陰影は変化しているか変化していないか判断できないことも多いので，同一人の写真の比較では年単位の画像を比較することが望ましい．過去画像との比較で，異常影の増大，明瞭化などがあれば胸部CT精査を行う（図1）．

　検診で異常をチェックしたときに，同一人画像の比較読影によって，かえって精査へ回す件数を減らすことができる．ただし，このような症例に対して，現状での呼吸器科日常診療では，肺がんの可能性を念頭において，50歳以上の非喫煙男女および40歳以上の喫煙者（10年以内の過去喫煙者も含

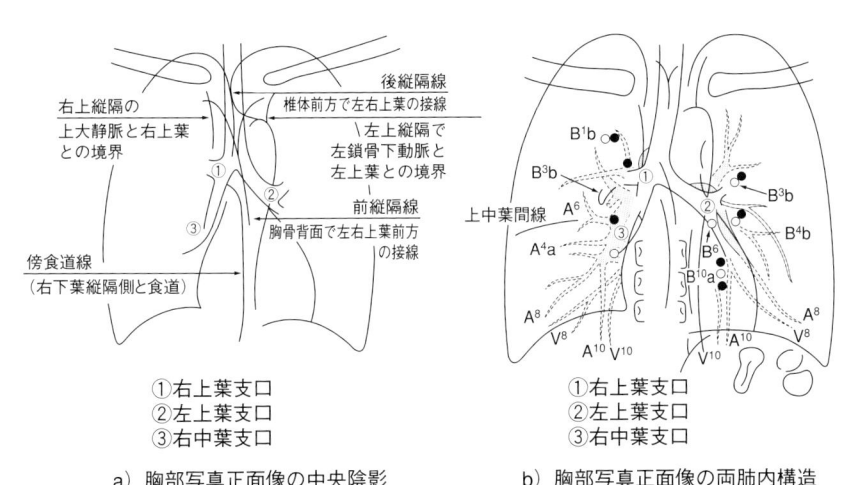

a) 胸部写真正面像の中央陰影

b) 胸部写真正面像の両肺内構造

図1

め)で,かつ,過去に一度も胸部 CT 検査を受けていない人に対しては,その時点で胸部 CT 検査を勧めることは許容される．その際に,低線量 CT 検査は,通常の診断用 CT 検査よりも 1/10 ぐらい被曝線量を低減させることができるが(逆に胸部写真の場合に比べ約 10 倍の線量となる),それでも診断能は胸部写真よりもはるかに優れているので,被曝線量に関係する懸念がある例には低線量 CT 検査を利用するとよい[3]．

強いていうと,胸部単純写真は異常影の存在診断の意味合いが強く,小型の異常影になるほど,胸部単純写真のみによる鑑別診断は難しい．したがって,現状では,日常診療レベルとして胸部 CT 検査に進むことが多い．単純写真でも異常影の性状から判断できることとして,たとえば限局性の浸潤陰影で,とくにその部位に胸膜引き込み影,血管影などの集束像を認める場合には,ただちに胸部 CT 検査を行う．限局性の集束性結節は CT 検査の必要性を示す．異常影の周囲の肺野に,多彩な結節影や胸膜の数カ所への集束像,あるいは結節の存在する葉の容積減少などが,変化していない場合などは陳旧性変化と判断する．肺野の石灰化結節,とくに複数散布性の場合には陳旧性炎症を考える．単発結節では,過誤腫などの良性腫瘍でも石灰化を呈することがある．

B 胸部 CT 画像でのフォローアップのポイント[4]

胸部 CT 像での鑑別診断では,結節影を大別し,充実性結節影と陰影内部に気腔を認め,かつ内部血管を透見できる限局性スリガラス陰影とに分けて考える．前者は経過でサイズが増大すれば気管支鏡下生検などの要精査である．後者はサイズ増大だけでなくサイズが縮小せずに不変な場合も含めて要精査を考える．胸部 CT 画像のフォローアップの手引きとしては,日本 CT 検診学会のエキスパートオピニオンによるフローチャートなどがある(図2)．胸部 CT による肺がん診断については,肺がん診療に習熟した医師のいる医療機関に依頼することが必要である．経過観察の胸部 CT は,無症状者を対象としているのでたび重なる被曝線量について充分注意を払い,また受診者の説明・同意を必要とする．通常 CT でなく低線量 CT での経過観察で

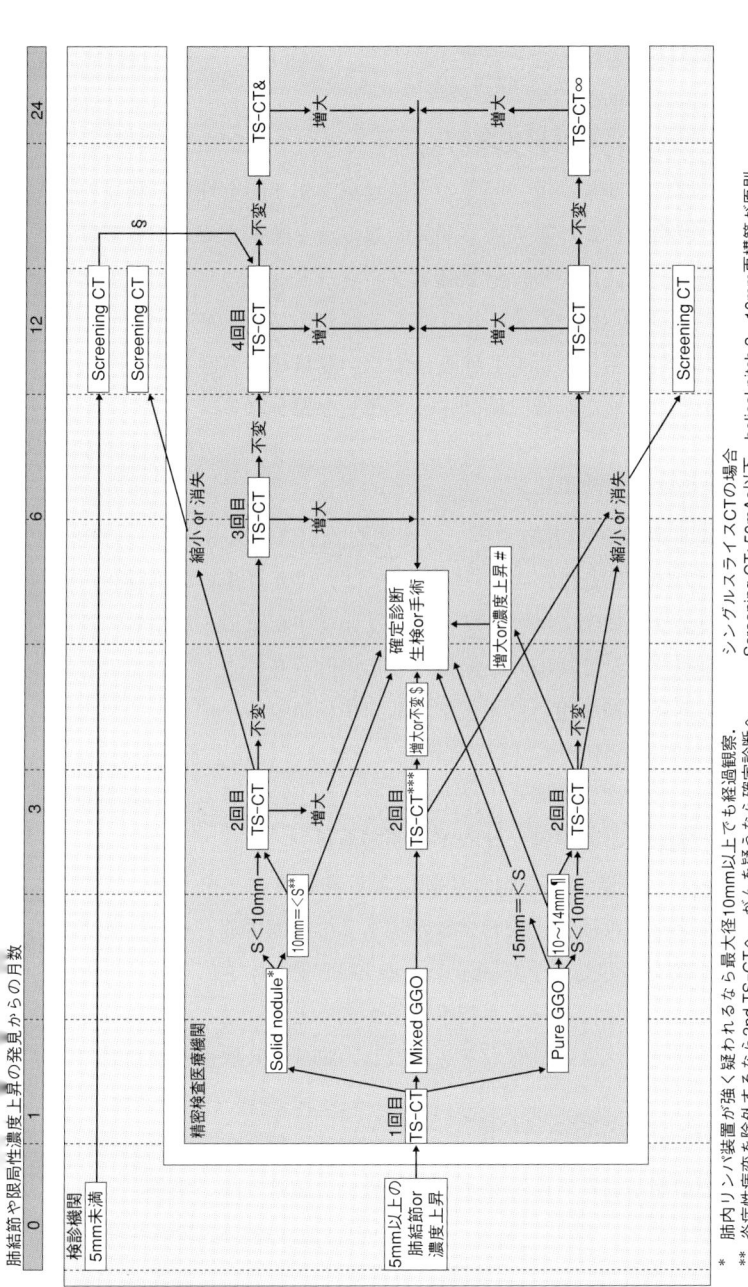

23．胸部 X 線写真および胸部 CT 異常影のフォローアップ　　175

図 2 **低線量 CT による肺がん検診**（肺結節の判定と経過観察　第 2 版．日本 CT 検診学会）
http://www.jscts.org/pdf/guideline/gls2ndfig.pdf

も充分診断に供する画像を得ることができる．

C 無気肺への対応と気管支鏡検査

無気肺の場合には，胸部写真で，肺葉の容積が減少する閉塞性無気肺なのか，無気肺自体の容積がむしろ拡大する無気肺なのかを区別する．前者では中枢気道の中断像などに注目する．無気肺でフォローするということは少なく，一度は，気管支鏡検査で中枢気道の内部を観察しておく必要がある．ヨード造影剤を使用した胸部造影 CT 検査により，無気肺内の腫瘍や肺門縦隔リンパ節腫大などの有無を画像で確認することも必要となる．

D 喀痰細胞診と穿刺細胞診

喀痰細胞診は通常連続 3 回実施する．喀痰細胞診がクラス 3 となった喫煙者（過去 10 年以内の喫煙者も含む）に対しては，数カ月後喀痰細胞診再検査を行う．このような症例では，一度は気管支鏡で中枢気道を観察し，左右気管支から洗浄やブラシで採取した検体による細胞診を検査しておくことが望ましい．蛍光気管支鏡を用いた光化学診断を中枢気道の早期がんに利用することもできる．肺門部肺がん（3 次気管支の分岐までに発生する肺がん）のハイリスク症例としては，喫煙者のほかにアスベストやクロムなど職業肺がんもあるので，職歴などの詳細な聴取が必要である．

胸水貯留の場合には可能な限り胸腔穿刺による細胞診などを実施しておく．エコーガイド下であれば，比較的少量の胸水でも採取可能となる．胸水の腫瘍細胞で分子標的薬の効果予測因子である EGF 受容体遺伝子変異などの検査も可能である．少量であっても胸水貯留が続くときには，中皮腫などの可能性も考慮し，アスベスト職歴などを聴取し，胸部 CT 検査を行う．

E 気管支鏡検査による生検で診断がつかなかった場合

最近では，小型結節がたくさん発見されるに従い，気管支鏡下生検によって組織診，細胞診ともに，陰性であることも多い．ちなみに，2cm 以下の結節では正診率は 6 割ぐらいにとどまる．不命中による偽陰性もまれでな

く，患者の誤解を生じ，後で診断の遅れに関する問題となる可能性もある．検査精度に疑いがあれば，いたずらに間隔を空けるのではなく，患者の了解を得て，PET/CTを施行して，FDGの集積があれば，気管支鏡再検査ないし胸腔鏡による開胸生検を試みるような判断が必要となる．近年，肺野小結節に対する気管支鏡下生検の際に，バーチャルナビゲーション（CT再構成による3D気管支動画対比内視鏡），EBUS（超音波ガイド内視鏡）の併用により，命中精度を上げる技術が臨床導入されている[5]．

■文献

1) 江口研二，他．肺癌を疑うとき プライマリケアに必要な画像診断のコツ．診断と治療．2009; 97: 135-47.
2) 科学的根拠に基づくがん検診 事業管理指標 仕様書など．
   http://canscreen.ncc.go.jp
3) 低線量CT検診による肺がん検診のあり方に関する合同委員会，編. In: 低線量CTによる肺がん検診の手引き．東京: 金原出版; 2004.
4) 日本CT検診学会．CT検診精度管理ガイドライン．http://www.jscts.org.
5) 浅野文祐，他．ヴァーチャルブロンコスコピーの臨床導入．呼吸器疾患の臨床検査 up to date. 日本胸部臨床．2008; 67: s177-81.

〈太田修二，江口研二〉

24 子宮頸がん検診異常のフォローアップ

▶はじめに

　婦人科領域のがんで頻度が高いのは子宮頸がん，子宮体がん，卵巣がんの3つである．この中で，無症候者に対する早期発見が可能な手法があり，早期治療が可能で検診によって罹患率や死亡率の減少効果が認められるのは子宮頸がんのみである．子宮体がんや卵巣がんについては，無症候者に対して有効とされる早期発見の手法がいまだ確立されていない．そこで，ここでは子宮頸部擦過細胞診による子宮頸がん検診にて異常と判定されたものへの対応について述べる．

A 子宮頸がんの自然史

　子宮頸がんの発症にはヒトパピローマウイルス（HPV）の感染が必須で，100種類以上あるHPVのうち，発がんに関与するハイリスク型HPVは十数種類であり，これらは性交渉によって感染する．ハイリスク型HPVに感染しても多くは潜在感染であったり，自然消失すると考えられているが，一部が異形成，上皮内がんを経て浸潤がんへと進展する（図1)[1]．この進展はきわめて緩徐で数年から十数年を要し，検診によって異形成の段階から検出可能であることから，浸潤がんに到達する以前に治療的介入を行うことによって，浸潤がん罹患率を減少させることができる．また軽度異形成，中等度異形成ではその多くが進展せずに停滞，あるいは消失する．

B 標本の適正・不適正

　子宮頸部擦過細胞診の報告様式には従来クラス分類が用いられてきたが，クラス分類の問題点への対応について20カ国以上が集って協議した結果，クラス分類に代わる世界共通の報告様式としてベセスダシステムが確立され

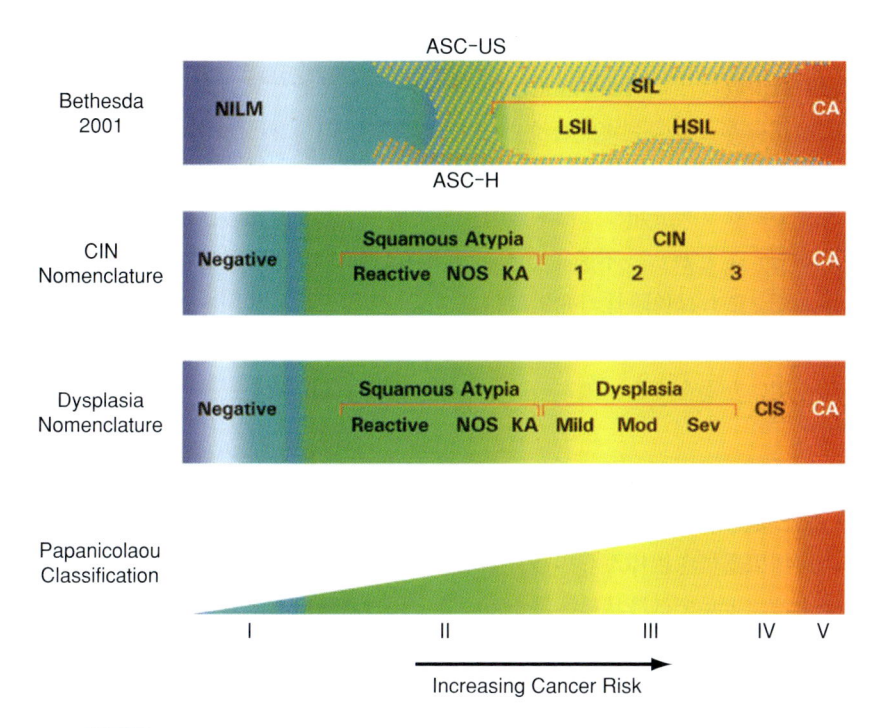

図1 ベセスダシステム 2001 の扁平上皮系細胞診分類とクラス分類との比較（文献1より）

ベセスダシステム 2001 による扁平上皮系細胞診分類は，日母分類では区分できなかった細胞異型にも対応している．したがって両者の分類を対応させることは不可能である．

た．現在わが国では移行中のため両者が並存しているが，まもなくベセスダシステムに一本化される見込みである．

　ベセスダシステムによる報告書でまずみるべきは，標本の適・不適，すなわち標本が判定を下すのにふさわしい状況にあったか否かである．例えば細胞数採取量が規定に満たないほど少ない場合には，本来存在するがん細胞がその標本から検出できない恐れがあるため，ベセスダシステムではこういった標本を不適正とし，その理由を付記し，がんや異形成の有無を推定する判定は行わない．そのほか，炎症細胞や血液細胞が多くて，評価対象である扁

平上皮細胞や腺細胞を十分観察できないときなども不適正とされる[2]．一方，細胞数少数などで本来不適正とする標本であっても，異型細胞が確認されれば適正標本として判定を行うといった実際に即した配慮もなされている[2]．このような適正・不適正の意味を正確に理解しておくことが肝要である．これまでのクラス分類には標本の適正・不適正を示す分類の位置づけが不明確であったことから，不適正標本をクラスⅠやⅡに分類せざるを得ないことがあり，これは偽陰性の発生に結びつく．なお，地域住民を対象とした子宮頸がん検診では，検診実施施設に対するチェックリストのなかで，クラス分類を用いた場合でも，標本の適・不適に相当する判定を行うことを求めている[3]．

　不適正への対応は再検査である．標本が不適正となる要因で最も多いのは「細胞数の不足」で，サンプリングエラーなどに原因があることが多く，例えば採取器具を綿棒からへら，ブラシなどに変更することなどで解決が可能である．近年では液状検体法を用いるという選択肢もある．実際，不適正標本の発生率は検診施設によって0％から30％程度まで差があるが，欧州の国々の報告をみると1％未満にすることも十分可能と考えられる[4]．報告書全体から，自施設の提出検体に占める不適正標本の割合とその原因を把握し，これをもとに検診施行体制をモニタリングする必要がある．一方，同じ不適正でも「炎症細胞多数」などの場合は，消炎治療後の再検査が必要になるなど，スクリーニングの領域を逸脱している症例と考えられるので，その旨を記載して専門医へ紹介するのが妥当であろう．

C ベセスダシステム2001での分類

　ベセスダシステムでは，クラス分類では表現しえなかった細胞異型についての分類項目が作られた．クラス分類の亜型である日母分類は扁平上皮系の異常を中心に考案されており，腺系異常についての表現が曖昧であったが，ベセスダシステムではこれを明確に区別している（図2）[2]．

　また，扁平上皮系の異型についての表記も日母分類とは全く異なる系統を用いている．日母分類では推定する病変とクラス分類表記とを対応させてい

```
┌─────────────────────────────────────────────────────────────────┐
│  扁平上皮系                   腺系                                │
│                                                                 │
│  ◆ ASC（atypical squamous cells）  ◆ Atypical                   │
│    ・ASC-US                     ・endocervical cells（NOS）     │
│    ・ASC-H                      ・endometrial cells（NOS）      │
│                                 ・glandular cells（NOS） *AGC-NOS│
│  Squamous intraepithelial lesion                                │
│  ◆ LSIL                       ◆ Atypical                        │
│                                 ・glandular cells（favor neoplastic）│
│  ◆ HISIL                        ・endocervical cells（favor neoplastic）│
│                                                                 │
│  ◆ SCC                        ◆ AIS                             │
│                                                                 │
│                               ◆ Adenocarcinoma                  │
└─────────────────────────────────────────────────────────────────┘
```

図2 ベセスダシステム 2001 における細胞診分類（上皮細胞異常）
（文献 2 より改変）
クラス分類とは異なり，扁平上皮系の異常，腺系の異常を明確に区別している．

たが，病変を推定できない異型細胞をどこに割り振るかが明確でなく，場合によってはクラス II，陰性と判定されることもあった．ベセスダシステムではこういった推定病変が定かでない扁平上皮系異型細胞に対して ASC（atypical squamous cells）というカテゴリーを設け，そのなかには異形成やがんをも含みうる一方で，発がんとは無関係な変化を含んでいる可能性もあり，細胞診で区別することには限界がある，というスタンスをとっている（図 1）[2]．

ASC は ASC-US と ASC-H とに細分類される．ASC-US は atypical squamous cells of undetermined significance：意義不明な異型扁平上皮細胞，ASC-H は atypical squamous cells, cannot exclude HSIL：HSIL（high grade squamous intraepithelial lesion）を除外できない異型扁平上皮細胞であり，後者は ASC の中でも中等度異形成以上の病変の存在が危惧されるものに限って用いられる分類（図 1）である[2]．

1. ASC-US への対応

ベセスダシステムでは，良性細胞変化と正常範囲内を合体させた区分であ

るNILM（negative for intraepithelial lesion or malignancy）と判定されたもの以外はすべて精密検査の対象である．子宮頸部病変の確定診断には，コルポスコピー下の狙い組織診が必要である．ところが，米国ではASC-USに分類されるものが全検体の5％を超える高頻度になり，対応しきれないという事態が生じた．そこでASC-USを対象にハイリスク型HPVの感染の有無をDNAレベルで検査し，その陽性者のみにコルポスコピーや組織診を実施するというトリアージ（絞込み）が提唱された．その妥当性についてはASCUS LSIL Triage Study（ALTS）にて，ASC-USであってもハイリスク型HPVが陰性のものには異形成やがんが発見される頻度が低いことによって示されている[5]．わが国でもASC-USに対してHPV核酸検出を行うことが2010年より保険で認められ，ハイブリッドキャプチャー2，サービスタHPV，コバス4800システムHPV，アキュジーンm-HPVにてトリアージが可能になった．ALTSを踏まえ，わが国において現時点で容認されるASC-USへの対応は次の3つである．

1. 直ちにコルポスコピー下の狙い組織診を施行する．
2. 直ちにハイリスク型HPV検出によるトリアージを実施し，陰性ならそのまま経過観察，陽性なら直ちにコルポスコピー下の狙い組織診を施行する．
3. 6カ月後に細胞診を再検査する．ただし，再検でASC-US以上であれば直ちにコルポスコピー下の狙い組織診を施行する．

しかしながら，わが国の施設からの報告ではASC-USと判定される率は1％未満と米国に比べてはるかに低く，またASC-USのうちのハイリスク型HPV陽性率などの基礎的データも不足し，わが国でのトリアージの意義は現段階では明らかでない．また，検査が陽性であった場合，「ハイリスク型HPVに感染してしまっている」ことを知る精神的不利益に留意し，検査実施に際しては，ハイリスク型HPVは誰でも感染しうるウイルスであること，また感染してもがんになるのはごく一部であることなどを説明し，十分な精神的ケアを行う必要がある．

2. L-SIL，H-SIL，ASC-H への対応

前述の ALTS では L-SIL（low grade squamous intraepithelial lesion）に対するトリアージの可能性についても検討を行い，L-SIL と判定されたものの多くがハイリスク型 HPV 陽性であったことからコルポスコピー施行対象者の絞りこみができないことが判明した[6]．したがって L-SIL に対してはトリアージを行わず，ただちにコルポスコピー下の狙い組織診を施行する．H-SIL，ASC-H は，ASC-US や L-SIL に比較してより高度の病変の存在が推定されることから，直ちにコルポスコピー下の狙い組織診を行う．

3. 腺系異型への対応

腺系異型に対するトリアージの意義は示されていない．したがってこれらに対しても直ちにコルポスコピー下の狙い組織診を施行する．

D ベセスダシステムは記述式の報告書である

ベセスダシステムの最大の特徴は記述式の報告書，ということである[2]．これは判定結果に基づいて臨床医が次にとるべきアクションについて細胞診判定者がコメントを記載することを意味する．たとえば，ASC-US に対して「もし，臨床的に許されるならば，ハイリスク型 HPV 検査の追加を提案する」，ASC-H に対して「臨床的にコルポスコピー/狙い組織診を提案する」[2]などである．これは医学的コンサルテーションに位置づけられるもので，検診施行者は必ずここに目を通すべきであり，これを参考にして次の処置や精密検査を考案する．

▶ おわりに

子宮頸部擦過細胞診による子宮頸がん検診では，クラス分類では様々な問題を解決することが困難である．特に精度管理上，不適正標本の発生率について評価・把握が肝要である．したがって，検診実施施設では速やかにクラス分類からベセスダシステムへと移行し，報告書の記述に基づいたフォローアップへと結びつける体制を確立すること，また自施設の不適正標本発生率

をモニタリングし減少に努めることが求められる.

■**文献**
1) Sherman ME. Chapter 11: future directions in cervical pathology. J Natl Cancer Inst Monogr. 2003; 31: 72-9.
2) Solomon D, Nayar R, 編, 平井康夫, 監訳. ベセスダシステム 2001 アトラス. 第 1 版. 東京: シュプリンガー・ジャパン; 2007.
3) http://canscreen.ncc.go.jp/pdf/checklist/shikyu02.pdf
4) The International Agency for Research on Cancer (IARC). Screening tests. In: IARC Handbooks of Cancer Prevention Vol. 10: Cervix Cancer Screening. France: IARC Press; 2005. p.59-109.
5) The ASTS Group. Results of randomized trial on the management of cytology interpretations of atypical squamous cells of undetermined significance. Am J Obstet Gynecol. 2003; 183: 1383-869.
6) ASCUS-LSIL Triage Study (ALTS) Group. A randomized trial on the management of low-grade squamous intraepithelial lesion cytology interpretations. Am J Obstet Gynecol. 2003; 188: 1393-400.

〈齊藤英子, 青木大輔〉

25 乳がん検診異常のフォローアップ

A 女性疾患における乳がんの現状

　乳がんはわが国の成人女性が罹患する悪性腫瘍の1位になっている．乳がんはこの20年で罹患率が約2倍に増加し，現在では日本人女性16人に1人が一生の間に1回以上本疾患に罹患する．

　乳がんの罹患率は全年齢層で増加しているが，30歳代から40歳代の罹患率の増加が著しく，その原因は明らかではない．厚生労働省が乳がん検診を実施している対象年齢は満40歳以上であり，間隔は2年ごととなっている．将来は家族的なリスクのある女性については35歳前後から開始し，1年毎となる可能性がある．乳房に自覚症状があるにもかかわらず，検診を受診する事例が多々あることを認識しておく必要がある．

B 乳腺検診に用いられる検査法

1. 理学的検査

　視触診は乳がん検診の基本であり，決して軽視すべきではない．乳房の理学的所見の精度は検者による個人差が大きい．また乳腺のよく発達した若い女性や，肥満した女性の乳房の触診は正確さを欠く．診察の際には自覚症状の有無，乳がんの家族歴の有無や服薬中の薬剤（特に女性ホルモン剤！）について問診する．母親，姉妹が乳がんに罹患歴があると受診者のリスクはそれぞれ2倍，2.7～4倍となる．画像診断の参考になるように，乳房皮膚の「イボ」などの有無や，過去の手術創について記載しておく．画像診断に所見がないにもかかわらず，触診が乳がんの診断のきっかけとなった例は少なくない．

2. 乳腺 X 線撮影（マンモグラフィー）

　マンモグラフィー検査においては，放射線学会などが定めた規格を満たした専用の撮影装置が必要である．高齢で乳腺が萎縮した女性では所見がわかりやすいが，若い女性の読影はかなり難しい．細かいカルシウムの沈着（石灰化）の発見には優れているが，明らかに良性である囊胞や線維腺腫などが要精密検査と判定されてしまうところが欠点ともいえる．乳房のポジショニングや圧迫によっても所見は大きく影響を受ける．読影は資格をもった医師によるダブルチェックが原則であり，カテゴリー分類により報告される．カテゴリー1・2は良性，カテゴリー3は要精査，カテゴリー4・5は乳がんの疑いが強いことを意味する．精密検査が必要なのはカテゴリー3以上である．最近のデジタル化による機器の精度の向上は著しいものがあり，拡大やコントラストの強調などによる微細な所見の検出が容易になり，検査環境を整えることやデジタルマンモグラフィー検査に習熟するための講習を受けることが必須となっている．

3. 超音波検査

　検査操作が簡単なために，かつてはマンモグラフィー撮影用装置より多用されていた．健診現場では超音波検査士の資格をもつ検査技師によって実施されていることが多い．腫瘤がある場合は囊胞性か充実性かを簡単に鑑別することができる．後者の場合，腫瘤の形状，内部エコーが均一か不均一か，縦・横比の大きさなどを考慮に入れて良悪性の判定を行う．マンモグラフィーに準じたカテゴリー分類が定められ，次第に普及しつつある．マンモグラフィーとは異なり，カテゴリー2の良性線維腺腫も初回は精密検査の対象になりうる．やはりデジタル化による画像処理により，血流の有無（ドプラー検査），腫瘤の硬度測定（エラストグラフィー検査），石灰化の描出が可能となり，精度の向上が著しい．

C 乳がん検診から診断までのながれ

　乳がん検診から診断までのながれについて表1に示す．

表1 乳癌検診と診断のながれ

1. 一次健診＝スクリーニング
   - 医師による理学的診察
   - マンモグラフィー，ないしは超音波検査の併用
     MMG カテゴリー 3 以上なら精査へ！
     US カテゴリー 2 の線維腺腫，カテゴリー 3 以上は精査へ！
     比較読影，判読が重要！
   ↓
2. 二次検査施設＝診断確定！
   - 画像診断（マンモグラフィー，超音波，CT，MR）
   - 細胞診
   - 針生検（core needle biopsy, mammotome）➡悪性の確認！，外科的生検の適応の有無
     悪性が否定されたら経過観察→フォローアップ開始
   ↓
3. 治療施設
   - 外科的生検
   - 根治治療
   - 術後経過観察
     二次検査施設，治療施設は乳腺専門医がいる施設であることが望ましい．

1. 一次検診におけるスクリーニング

　一次検診施設では理学的診察とマンモグラフィー検査，超音波検査が行われる．施設によってはいずれかの検査を単独で行っているところもある．視触診にて腫瘤を触れたり，マンモグラフィーや超音波検査により精密検査を要すると判定された場合は，二次検査施設に精密検査を依頼する．一次検診の主たる目的としては，治療成績のよい1期の乳がんをスクリーニングすることである．

2. 乳腺の精密検査

　ここではさらに画像診断（マンモグラフィー，超音波）の詳しい解析が行われ，腫瘤性病変なら穿刺吸引細胞診（fine needle aspiration: FNA）や針生検（core needle biopsy: CNB）を行う．乳頭分泌の場合は分泌物の細胞診を

行う.石灰化病変のみで腫瘍がない場合はステレオガイド下に mammotome 検査を行う.非常に正確な穿刺が可能である.

精密検査により乳がんと診断されれば CT, MRI などにより手術適応の検討を行う.乳がんと診断されなかった場合は経過観察となる.乳がんのリスクが高い増殖性病変(乳頭腫,腺症など)と診断されたら,厳重な経過観察が必要である.数年後に乳がんを発症する可能性がある.

3. 検診結果の解釈とフォローアップのあり方

乳がん検診はまだ公的検診としての歴史が浅く,より成果を上げるべく精度管理やマンモグラフィー読影医や撮影技師の育成をメインとしたインフラ整備が続けられているが,充足にはほど遠い状況である.そのため乳腺外科にて再検査を受けなければならない受診者が増えている.乳腺専門医は数が不足しており,ほとんどが東京や大阪などの大都市周辺に集中している.精密検査にて悪性が否定された場合は,もとの一次検診施設でフォローアップを続けることになる.

家族歴のある受診者は原則毎年経過観察をする.若年者ではマンモグラフィー+超音波,高齢者ではマンモグラフィー単独でも可能である.自覚症状(痛み,違和感など)がある受診者も半年~1年後に再検査しておいたほうが無難である.万一乳がんを見落とした場合,かなり面倒なことになりかねない.BRCA1, 2 遺伝子の関与した遺伝性乳がん,卵巣がん(hereditary breast and ovarial cancer: HBOC)に該当する受診者は専門施設で経過観察すべきである.

マンモグラフィー検査でカテゴリー3の「局所的非対称的陰影(focal asymmetric density: FAD)」と判定され,精密検査で腫瘍の存在が否定されたり,良性の囊胞と診断された場合は問題がない.念のため,1年後に超音波検査を施行すればよい.線維腺腫と診断された場合は,半年後に超音波検査を行う.発育の速い葉状腫瘍 phyllodes tumor や万一乳がんが合併していないか確認する必要がある.超音波検査所見を必ず比較検討し,増大の傾向がないか,形状の変化がないか確認することが重要である.新たな腫瘍の出

表2 乳がんの臨床病期（ステージ）

0期	Tis（上皮内がん，腫瘤のない Paget 病） T0（非触知浸潤がん）
1期	T1（2cm 以内）の腫瘤で腋窩リンパ節転移を触れない（N0）もの．
2A期	T0-1 でも腋窩リンパ節転移を少数触れる（N1）もの． T2（2〜5cm）で腋窩リンパ節を触れないもの．
2B期	T2N1． T3（5cm より大きい）で N0．
3A期	腋窩リンパ節転移が著しい（N2：リンパ節の癒合がある）もの． T3N1-2．
3B期	胸壁に癒着（T4a），皮膚に露出，浮腫，変色などの症状がある（T4b），あるいは両方（T4c）．炎症性乳がん（T4d）．
3C期	同側鎖骨下（N3a），あるいは胸骨傍（N3b），あるいは鎖骨上リンパ節（N3c）に転移がある．
4期	骨，肺などに遠隔転移がある，対側の乳房に及ぶがんの浸潤がある（M1）．

現に注意しなければならない．漫然と検査を繰り返すことは危険である．

マンモグラフィーで「石灰化」を指摘され，カテゴリー3以上の場合は mammotome 検査の対象になるが，悪性を否定された場合はとりあえず1年ごとのマンモグラフィー検査を繰り返してフォローアップしたほうが無難である．カテゴリー3と判定された石灰化が乳がんによるものであることは決して珍しくない．また mammotome 検査も針生検の範疇に含まれる以上，「生検したところしかわからない！」という現実がある．マンモグラフィー検査により，石灰化の範囲が拡がらないか，石灰化の形状が次第に悪性を疑う微細線状，分枝状のものに変化しないか追跡する必要がある．疑いがあれば，再度精密検査を依頼する．超音波で石灰化に一致した腫瘤病変が出現しないか確認することも有用である．超音波ガイド下の mammotome が可能である．

その他，リスク病変である乳頭腫，乳頭腫症（papilloma，papillomatosis），腺症（adenosis）などと診断された場合には，1年ごとにマンモグラフィー，超音波検査を繰り返したほうが無難である．

表3 フォローアップの実際

1. 家族歴あり──→高リスク（HBOCには要注意）──→毎年検診
   若年者　MMG＋US
   高齢者　MMG
2. 精密検査にてリスク病変（papilloma, papillomatosis, adenosis, etc）
   MMG＋US
3. 精密検査にて線維腺腫──→通常検診＋経時的US（若年者は要注意！）
4. MMGにてカテゴリー3（FAD）
   腫瘤なし，嚢胞──→次回検診へ
   良性腫瘤──→通常検診＋経時的US
5. MMGにてカテゴリー3石灰化
   悪性陰性──→通常検診＋経時的MMG

　デジタル機器はこのような受診者において過去の所見との比較が容易にできるので，非常に有用である．

▶おわりに

　現在わが国の乳がんは40歳前後の若年者の急増が深刻である．乳がんによる人的・経済的損失を最小限に止めるべく努力が必要である．乳がん検診により早期乳がんをスクリーニングすることは乳がん死亡率低下の基本であるが，高質のフォローアップを行って，さらなる発見率の向上を図ることが重要である．精密検査後のフォローアップは受診者のリスクや精密検査結果により，ふさわしい方法を選択しなければならない．デジタル化機器による診断精度の向上は大いに期待できる．

〈馬場紀行〉

26 頭部 MRI・MRA 異常のフォローアップ

▶はじめに

　脳ドックを実施する医療機関はホームページなどを公開して，当該脳ドックの内容を公開することが望ましく，かつその内容は，①問診および神経学的診療（頭部血管雑音聴取を含む），②一般的血液・尿・生化学検査，③心電図，④認知機能検査，⑤頭部・頸部 MRI・MRA 検査などを含むべきとされている[1]．

　その詳しい異常発現頻度などはすでに健診・人間ドックハンドブック[2]に記載されているので，ここでは頭部 MRI・MRA 異常のフォローアップについて，2009 年に出版された脳卒中治療ガイドライン[3]の記述を中心に概説する．

A 無症候性脳梗塞のフォローアップ

　明らかな脳卒中の既往がない症例の無症候性脳梗塞は，年齢に伴い増加する（図 1）が，それらの症例では将来，症候性脳梗塞あるいは認知機能障害発症の高リスク群であることは受診者に説明すべきである．しかし，その説明には時間をかけて，かつ過度の心配をしないように配慮しながら患者に説明する必要がある．

> ■フォローアップ上，注意すべき点
> ① MRI および頭部エコーを含め 1〜2 年毎の経過観察が必要．
> ②合併する脳卒中の危険因子（高血圧，糖尿病，脂質異常症，心房細動，その他）の治療と禁煙を勧め，また，過度の飲酒を慎ませる．
> ③無症候性ラクナ梗塞には，抗血小板療法（アスピリン，クロピトグレル，シロスタゾールなど）を直ちに勧めるのではなく，合併する危険因子，無症候性脳梗塞の数（年数相応か否か），頭部および脳内血管の狭窄性病変の有無，心・末梢血管の動脈硬化性病変の有無などを慎重に考慮した上で

症候性脳梗塞発症の危険が高い例にのみ行うべきである．
④無症候の境界域（分水嶺）梗塞例では心臓側の脳主幹動脈の狭窄・閉塞および心疾患の既往を十分に精査した上で，抗血小板療法・血管外科的療法などを考慮すべきある．

　高血圧の治療は重要であるが，内頸動脈高度狭窄例では急激な降圧治療は避けるべきである．この場合，自覚症状や脳血流の低下に伴う症候に注意しつつ，当初は140/90mmHgを目標に，そして著変がないことを確認の上，さらに降圧をはかるべきである．

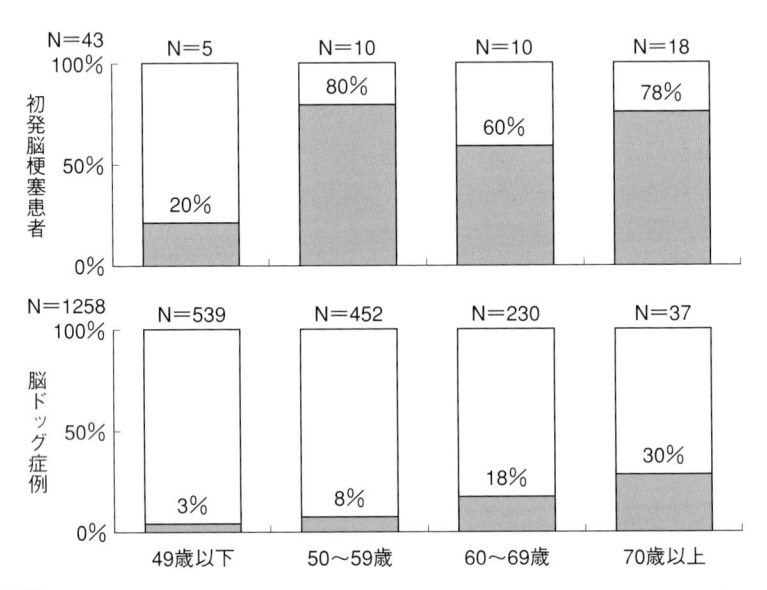

図1 各年齢における無症候性脳梗塞の頻度（ハイメディック山中湖のデータ）

B 大脳白質病変（図2[4]）のフォローアップ

　大脳白質病変は主に虚血性変化であり，T_2 またはプロトン画像上の脳室周囲高信号（periventricular hyperintensity: PVH）と深部皮質下白質高信号（deep and subcortical white matter hyperintensity : DSWMH）に分けられる

PVH Grading

Grade 0　Grade I　Grade II　Grade III　Grade IV

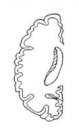

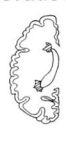

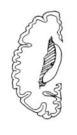

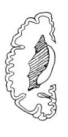

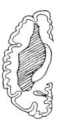

DSWMH Grading

Grade 0　Grade 1　Grade 2　Grade 3　Grade 4

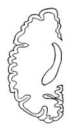

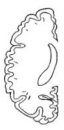

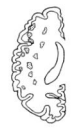

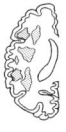

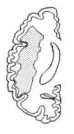

(Shinoharaら[4]、2004)

側脳室周囲病変(PVH)(Shinoharaら[4]、2004)

グレード 0	無し、または"rim"のみ
グレード I	"caps"のような限局性病変
グレード II	脳室周囲全域にやゝ厚く拡がるPVH
グレード III	深部白質にまでおよぶ不規則なPVH
グレード IV	深部・皮質下白質にまでおよぶ広汎なPVH

深部皮質下白質病変(DSWMH)(Shinoharaら[4]、2004)

グレード 0	無し
グレード 1	état criblé（①T_2強調画像で高信号、T_1強調画像で低信号または等信号、直径3mm未満の境界鮮明な点状病変、② état cribléを示唆する何らかの証拠)
グレード 2	T_2強調画像、FLAIR画像で高信号、T_2強調画像で等信号（または部分的に淡い低信号）を示す3mm以上の点状または散在性の皮質下と深部白質の病変（皮質下と深部の白質の境界は白質の中央と定義する）
グレード 3	T_2強調画像で高信号、T_1強調画像で等信号（または部分的に低信号）を示す境界不鮮明な融合した深部白質の病変
グレード 4	T_2強調画像で高信号、T_1強調画像で等信号（または部分的に低信号）を示す融合して白質の大部分に広く分布する病変

図2 大脳白質病変の分類

が，この2つの意義や病因の違いは未だ定かではない．しかし，これらの無症候性白質病変が，将来の症候性脳梗塞や認知機能障害の高リスク群であることは十分に想像される．

> ■フォローアップの要点
> ①合併する脳卒中の危険因子，特に高血圧の積極的治療を行いつつ，1～2年毎に経過観察．
> ②血管狭窄などがない限り，現段階では抗血小板療法を積極的に勧める根拠はない．

C 無症候性脳出血のフォローアップ

特に T_2 スター画像で明らかとなる微小脳出血（microbleeds）はかなり高頻度に検出され，また比較的大きいが既往のない脳出血（大脳外包付近にみられることが多い[5]）が発見されることもまれではない．

> ■フォローアップの要点
> ①高血圧合併例では積極的な血圧管理を行う．続発する虚血性病変にも注意が肝要．
> ②無症候性脳梗塞や頭部・脳内血流狭窄合併症例に直ちにアスピリンなどの抗血小板薬を使うことは望ましくない．高リスクのために止むを得ず使用する場合には，血圧が十分に低値であることを確認すべきである．

D 無症候性頭蓋内脳動脈狭窄のフォローアップ

近年，MRAの普及と精度向上により，X線アンギオグラフィーを行わなくても頭蓋内脳動脈狭窄の発見が比較的容易となった．本疾患も症候性脳梗塞の高リスク因子である．

> ■フォローアップの要点
> ①抗血小板療法の必要性およびその種類の選定には，十分経験のある専門医にも相談する．
> ②合併する動脈硬化リスクファクターの管理を積極的に行う．
> ③血管吻合その他の外科的治療の適否にはケースバイケースであり，明確な

指針は未だない．

E 無症候性頸部動脈狭窄・閉塞のフォローアップ

近年，本邦では増加傾向にあるが，これは MRA のみならず頸部超音波エコー検査の普及によるところが大である．狭窄の程度により治療方針は異なる．

> **::フォローアップの要点**
> ①高度（80% 以上）の無症候性頸動脈狭窄例には最良の内科的治療（抗血小板薬療法および危険因子の治療）に加えて，手術および周術期管理に熟達した術者のいる施設で，頸動脈内膜剝離術（CEA）を行うことが推奨される[3]．
> ②さらに高度狭窄例で CEA のハイリスク患者（表 1）では，最良の内科的治療に加えて経皮的血管形成術/ステント留置術（CAS）も考慮する．しかし，CEA と CAS の選択基準は現在世界において検討されているところであり，コンセンサスは得られていない．
> ③中等度ないし軽度の無症候性頸動脈狭窄に関しては，危険因子の管理と症例により抗血小板療法を勧めるべきである．狭窄率 60% 以下の症例に CEA や CAS を行うことには十分なコンセンサスは未だない．

表 1 SAPPHIRE 研究で規定された CEA 危険因子
（少なくとも 1 つが該当）

心臓疾患（うっ血性心不全，冠動脈疾患，開胸手術が必要，など）
重篤な呼吸器疾患
対側頸動脈閉塞
対側喉頭神経麻痺
頸部直達手術，または頸部放射線治療の既往
CEA 再狭窄例
80 歳以上

（主として Yadav JS, et al. N Engl J Med. 2004; 351: 1493-501 より）

F 未破裂脳動脈瘤のフォローアップ

　動脈瘤が発見されるのは特にくも膜下出血の家族歴をもつ例が多いが，患者にうつ・不安をもたらさないよう，その説明には十分な注意が必要であり，場合によってはセカンドオピニオンを求めることも必要である．また，症例によってはMRA所見のみで安易に説明せず，digital subtraction angiography，3次元血管撮影，3D helical computer tomographyなどによる確診が望ましい．

> ■■フォローアップの要点
> ①年齢その他患者の背景因子，動脈瘤の大きさ・部位・形状などを十分に勘案して手術対応か，経過観察かを判断する必要がある．
> ②原則として患者の余命が10〜15年以上あり，大きさが5〜7mm以上の未破裂動脈には手術を検討する価値がある．
> ③5mm以下でも，圧迫による神経症候がある，後方循環，前交通動脈，あるいは内頸動脈-後交通動脈分岐部にある，dome neck aspect比が大きい，ブレブがある，不整形であるなどの場合は専門医と十分協議の上，患者ないし家族に説明する必要がある．
> ④上記に合致しないか，または手術をせず経過観察の場合には喫煙・大量の飲酒を避けさせ，血圧のコントロールを十分行うべきである．その上で半年から1年毎に画像による経過観察を行うことが推奨される．

▶おわりに

　誌面の制限があり，十分にすべての可能性を論じたわけではないが，頭部MRI・MRA異常のフォローアップにおける原則を述べた．
　無症候性脳動静脈瘤奇形もまれにみられるが，その点については専門のガイドライン[3]を参照されたい．

■文献
1) 日本脳ドック学会．脳ドックの新ガイドライン作成委員会，編．脳ドックのガイドライン 2008．3 版．札幌: 響文社; 2008．
2) 篠原幸人．脳ドック．In: 健診・人間ドックハンドブック．3 版．日野原重明，監修．東京: 中外医学社; 2008．p.239-45．
3) 脳卒中合同ガイドライン委員会．In: 篠原幸人，他編．脳卒中治療ガイドライン 2009．東京: 協和企画; 2009．
4) Shinohara Y, et al. Effect of the Ca antagonist nilvadipine on stroke ocurrence or rcurrence and etension of aymptomatic cerebral infarction in hypertensive ptients with or without history of stroke (PICA Study), Design and results at enrollment. Cerebrobasc Dis. 2007; 24: 202-9．
5) 中島ユミ，他．無症候性脳内出血，MRI 所見からの検討．臨床神経学．1991; 31: 270-4．

〈篠原幸人〉

27 甲状腺疾患への対応

▶はじめに

　甲状腺は表在しているため，健診や人間ドックでの発見のきっかけは甲状腺腫であることが最も多い．甲状腺腫にはびまん性と結節性のものがある．びまん性甲状腺腫は甲状腺機能異常を伴うことがあり，我が国の報告によると，健診でみつかった甲状腺機能異常の頻度は顕性甲状腺機能亢進症 0.7％，潜在性甲状腺機能亢進症 2.1％，顕性甲状腺機能低下症 0.7％，潜在性甲状腺機能低下症 5.8％である[1]．一方，結節性甲状腺腫すなわち腫瘤は，まれに甲状腺機能亢進症（亢進症）を伴うこともあるが，通常は甲状腺機能に異常はない．またかなり大きくなっても気管や食道に影響することは少なく，頸部の異物感の原因になることは少ない．したがって健診で発見される頻度は触診の技術に左右される．腫瘤が 2cm 以上なら触知でき，触れやすい場所にあって腫瘤を覆う軟部組織が少ないと，さらに小さくても触知が可能である．いずれにしても甲状腺疾患の発見には触診の技術を磨くことが必須である．これについては他著を参考にしていただきたい[2]．なお甲状腺の腫瘤は，胸部単純 X 線写真で甲状腺部の石灰化や気管の偏位，また総頸動脈の超音波検査で甲状腺腫部に石灰化などがあって偶然みつかることがある．

A 診断へのアプローチ

　表1に甲状腺腫の性状で2つに分類した甲状腺疾患を，図1に触診による甲状腺腫の性状からの甲状腺疾患診断へのアプローチを示した．びまん性か結節性かの判断が不可能な場合は超音波で判定する．またびまん性と思っても一度は超音波検査が勧められる．

表1 甲状腺腫で分けた甲状腺疾患の種類

びまん性甲状腺腫	結節性甲状腺腫
甲状腺機能亢進症 ・バセドウ病 ・一過性甲状腺機能亢進症 　無痛性甲状腺炎 　亜急性甲状腺炎 　妊娠初期一過性甲状腺機能亢進症 甲状腺機能低下症 ・橋本病 ・甲状腺術後，アイソトープ治療後 ・ヨード過剰摂取 甲状腺機能正常 ・橋本病 ・単純性甲状腺腫	良性腫瘍 ・腺腫 ・腺腫様甲状腺腫 ・嚢胞 悪性腫瘍 ・分化がん 　乳頭がん，濾胞がん，髄様がん ・未分化がん ・悪性リンパ腫

1. びまん性甲状腺腫

びまん性甲状腺腫を触知した場合，ことに自他覚症状や肝機能，脂質検査結果で甲状腺機能異常が疑われた場合はまず TSH の測定を行う．

1）甲状腺機能異常が疑われる場合

a）自覚症状

甲状腺機能異常の発見には表2に示す自覚症状がある程度参考になるが，健常者でも当てはまるものが1つや2つはあり，特異なものはない．亢進症の代表疾患であるバセドウ病にみられる体重減少は，男性・高齢患者にはよくあるが，若年女性は多食するようになるために増加することもある．他覚症状で気づきやすいのは頻脈，手の振戦である．一方，低下症は亢進症より身体症状が少なく，当てはまるものがあっても原因が他にあることが多い．

b）検査所見

自覚症状より役立つことがあるのは心電図や脂質検査，肝機能検査値である．亢進症，低下症に気づくきっかけとなる検査成績を表3に示した．著しい低下症の中に甲状腺腫を欠くものがあり，これらの検査所見と自覚

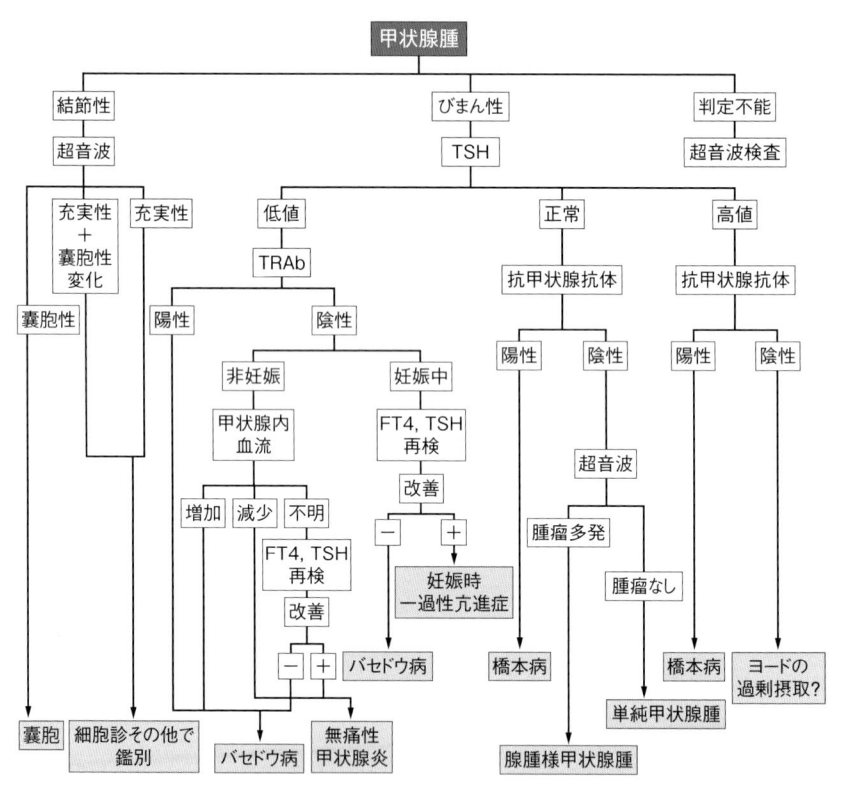

図1 甲状腺腫からのアプローチ

表2 甲状腺ホルモンの過不足による自覚症状

過剰	不足
易疲労感	易疲労感
暑さに弱い	寒さに弱い
発汗過多	発汗減少，皮膚乾燥
体重減少	体重増加
食欲亢進	食欲低下
排便回数増加	便秘
動悸，息切れ	嗄声
神経質，いらいら	

表3 甲状腺機能異常症を疑う所見

甲状腺機能亢進症
・頻脈,心拍数の多い心房細動
・原因不明の体重減少(ことに高齢者,男性)
・食事内容に変化なく LDL コレステロールが前回より明らかに下降
・肝機能検査で ALP,ALT 高値

甲状腺機能低下症
・生活習慣に変化なく LDL コレステロール,HDL コレステロールが前より上昇
・CPK,LDH 上昇

症状から気づかれる.

①頻脈,不整脈

洞性頻脈は亢進症の徴候として見逃せない.心拍数には個人差があるので,前回の健診・ドック時と比較するのがよい.なお心電図で多発,連発する上室性期外収縮や心拍数の多い心房細動をみたら亢進症を疑うべきである.

②脂質検査値の異常

脂質は時系列でみることが重要である.異常値を示した場合ばかりでなく,基準値内でも生活習慣が特に変わりがないのに明らかな変化があった場合は注意を要する.すなわち LDL コレステロールが高値の場合のほか,基準値内でも前回より明らかに上昇した場合は低下症の可能性がある.著しい低下症をきたすものの中に,甲状腺腫を触れないものがあるが,これは脂質異常で気づかれることが多い.なおコレステロール値の低下は異常ととられずに見過ごされるが,食事内容が変わらないのに LDL,HDL コレステロールが下降した場合は亢進症によることがある.

③肝機能検査の異常

肝機能検査の異常値はしばしば亢進症にみられる.ことに ALT,ALP 高値の頻度が高い[2].ALP 上昇は主として骨型の ALP である.

CPK,LDH 異常高値は低下症でみられることがある.なお膠質反応

が陽性で，肝疾患を疑われたが異常ない場合，原因が橋本病であることがある．

2) TSH 値
a) TSH が低値の場合

TSH が低値である場合は亢進症である．その大半はバセドウ病であり，診断には TSH 受容体抗体（TRAb）を測定する[3]．陰性なら一過性亢進症であることが多く，妊婦でなければ無痛性甲状腺炎，痛み，発熱があれば亜急性甲状腺炎，妊娠中なら妊娠時一過性亢進症とよばれる hCG による亢進症である．TRAb は，無痛性甲状腺炎でもまれに陽性を示すことがあるので，バセドウ病の確認には放射性ヨード摂取率を知ることが最善であるが[3]，測定できる施設が限られているし，患者の負担にもなる．また妊婦や授乳婦には行えない．なお最近は超音波で甲状腺の血流増加をみてバセドウ病と診断する方法がよく行われる[3]．バセドウ病か hCG による亢進症かを知る上でも TARb が有用である．なおこれらの一過性のものは亢進症が間もなく自然に改善するか否かで判断することもできる．それには，遊離サイロキシン（FT4）濃度を 1〜2 カ月後に再検する．無痛性甲状腺炎の場合も，この方法で診断できる．しかし，まず TRAb の測定を行う．なお hCG による亢進症では，甲状腺刺激抗体（TSAb）が陽性になることがあるので，バセドウ病との鑑別には使えない．

b) TSH が高値の場合

TSH が高値で抗甲状腺抗体が陽性なら橋本病による低下症である．なお，昆布を連日摂取していると，橋本病ばかりでなく甲状腺にとくに異常がなくてもヨードの過剰によって甲状腺機能が低下する場合がある．抗甲状腺抗体が陰性で TSH が高値である場合はその可能性があるのでこの点を聞き出すことが必要である．昆布を中止すれば 1〜2 週で回復する．また含嗽薬のポビドンヨード（イソジンガーグル®）でも，1 日に何度も使い続けると同様のことが起きることがある．なお昆布以外の海藻では低下症を起こすほどヨードが過剰摂取されることは非常に少ない．

c）TSH が正常の場合

　TSH が正常の場合は抗甲状腺抗体の測定を行う．陽性なら橋本病である．腫瘍が複数できるいわゆる腺腫様甲状腺腫でもびまん性に触れることがあるので，抗甲状腺抗体が陰性の場合は念のため超音波検査を行う．超音波所見に異常がない場合でも橋本病は否定できないが，単純性甲状腺腫と診断しておく．

2. 結節性甲状腺腫

　超音波検査は最も手軽で情報も多く得られる手段であり，結節性甲状腺腫の鑑別診断には欠かせない．びまん性か結節性か判断に迷う場合も超音波検査が勧められる．総頸動脈の超音波検査で甲状腺腫部に異常所見があった時も超音波の適応である．なお，びまん性甲状腺腫の中にある腫瘍は触れにくいこともあるので，疑問が生じたら超音波検査を勧めたい．ただし超音波検査を行うと，甲状腺腫瘍の発見率が男性で 20 倍以上，女性で 10 倍以上になり[4]，臨床的に問題のない良性のものが大半であるので，すべての受診者に実施することは問題である．CT や MRI は，甲状腺腫に気づかれずに胸部 X 線写真で気管の偏位がみられた場合に，超音波で死角になる縦隔内への甲状腺腫の進展をみるために行う検査である．また周囲臓器との位置関係の把握に適しているので，手術適応となった場合に行われる．

　超音波検査で可能なのはまず充実性腫瘍か囊胞かの鑑別である．充実性腫瘍が囊胞性変化を伴うものも多い．充実性のものは悪性か良性かが問題であるが，石灰化の有無とその形状，周囲への浸潤の有無，形，濾胞内部の所見によって目安をつける．甲状腺の悪性腫瘍は予後がよい分化がんが大半で，剖検すると 6％あるいはそれ以上の者が保有しているとされるほど頻度が高いが，一般外来で超音波と細胞診で見出される手術が必要な悪性腫瘍は 250 人に 1 人ほどであると報告されている[5]．分化がんには乳頭がん，濾胞がん，髄様がんがあり，このうち乳頭がんが悪性腫瘍の 80～90％を占める．乳頭がんは微小な点状の石灰化像が特徴で，エコーガイド下穿刺吸引細胞診を行えばほとんどが診断できる．濾胞がんは乳頭がんに次いで頻度が高いが

それでも甲状腺がんの数％程度であり，これは細胞診でも良性との鑑別が困難である．カラードプラー法超音波所見，サイログロブリン値などを総合しても腺腫と区別はつきにくい．そこで4cmを超える充実性腫瘍は，良性とみても手術が勧められている．未分化がんは進行が著しく速く，健診や人間ドックでみつかることはまずない．

▶おわりに

甲状腺腫をみつけてから診断へのアプローチを述べた．びまん性甲状腺腫を有するもので見逃してはならないのはバセドウ病と低下症であるが，まれに甲状腺腫を触れないものも存在する．これらは肝機能や脂質検査に反映されていることがあることを念頭におく．結節性甲状腺腫は悪性でも予後のよい分化がんが大半である．超音波は欠かせない．

■文献
1) Kasagi K, Takahashi N, Inoue G, et al. Thyroid function in Japanese adults as assessed by a general health checkup system in relation with thyroid-related antibodies and other clinical parameters. Thyroid. 2009; 19: 937-44.
2) 伊藤國彦, 監. 甲状腺疾患診療実践マニュアル. 第3版. 東京: 文光堂; 2007.
3) 日本甲状腺学会. 甲状腺疾患診断ガイドライン2010.
   http://www.japanthyroid.jp/doctor/guideline/japanese.html
4) 野口志郎. 甲状腺に結節があったとき. 診断と治療. 2005; 93: 1111-5.
5) 浜田 昇. 一般外来で見逃してはいけない甲状腺疾患の頻度. 日本医事新報. 1995; 3740: 22-6.

〈百溪尚子〉

28 骨密度検査異常のフォローアップ
—骨検診（骨粗鬆症検診）とフォローアップ—

A 骨検診の目的とフォローアップについて

　骨粗鬆症の予防の最終目標は骨折を予防し関節・筋肉などの運動器の健康を増進して，ADL と QOL を豊かに保ち健康寿命を延伸することである．

　骨粗鬆症では骨密度の減少と骨質の劣化により骨強度が低下し脆弱性骨折が起こる．骨折が発症すると関節・筋肉などの運動機能低下と低身長・円背・亀背などの脊柱変形により生活活動が著しく低下してきて寝たきり状態に近づき生命予後が悪くなる．

　高齢社会では生活習慣病と骨折との関連が注目されている[1]．骨粗鬆症の骨折予防は，生活習慣病の動脈硬化や脂質異常症に良好な影響を及ぼす．

　骨検診は，①骨量を反映する骨密度（bone mineral density: BMD），②脆弱性骨折の存在，③骨折の危険因子を評価できる．そして，検診直後に保健指導を行うことが大切である．骨検診実施者は，「要指導」群と「要精検」群に対して繰り返し骨検診を行うとともに，生活習慣の必要な行動変容がなされているかフォローアップすることが大切である．

　脆弱性骨折の危険因子は，低骨密度，加齢，性別，体重，既存骨折，大腿骨頸部骨折の家族歴，転倒に関連する因子，骨代謝マーカー高値，ステロイド使用，関節リウマチ，喫煙，過度のアルコール飲酒，身体活動と運動不足，カルシウム摂取不足，続発性骨粗鬆症などである．骨の代謝は長期間を要するため，骨粗鬆症による脆弱性骨折の予防には，コツコツと根気よく生活習慣が改善できるような支援と継続したフォローアップが大切である．

B 骨検診とフォローアップに必要な項目

1. 問 診

　問診は既存骨折と脆弱性骨折の危険因子の把握のために重要である．WHO は，骨折危険因子を考慮した fracture risk assessment tool（FRAX）により骨折リスクを評価し，今後 10 年間の骨粗鬆症骨折と大腿骨頸部骨折の発生率を算出しリスクの高い症例には早期からの治療介入の必要性を提唱した．骨折危険因子は年齢，性別，低骨密度〔骨密度を測定できない場合はBMI（body mass index）〕，50 歳以降の既存骨折，現在の喫煙，過度のアルコール飲酒，ステロイド服用，大腿骨頸部骨折の家族歴，関節リウマチ，続発性骨粗鬆症である．2009 年の日本骨粗鬆症学会において，FRAX の絶対骨折危険度のカットオフ値を 15 ％とすること，75 歳を超す年齢には適応しないこと，スクリーニングとして利用可能であることが提唱された．

　2011 年版骨粗鬆症の予防と治療のガイドラインでは，骨量減少（YAM の70 ％以上 80 ％未満）の場合で FRAX の骨折確率が 15 ％以上の場合が治療開始基準に加えられた[2]．

2. 身体所見

　骨粗鬆症検診の医療面接において骨折リスクを把握するための身体所見は有用である．

　小柄で痩せていることと低骨密度は関連する．また，3 年間で 2cm 以上の身長短縮は，新規椎体骨折の補助診断に有効な身体所見である[3]．このため，身長短縮や亀背・円背・側弯・後弯などの脊柱変形がある者には，積極的に骨密度検査や X 線検査を行うことが推奨される．また，脊柱変形がある者は胸焼け・食欲不振などの逆流性食道炎の症状を確認する．

3. 骨密度測定

　原発性骨粗鬆症の診断基準（2012 年度改訂版）において，骨密度は原則として腰椎または大腿骨近位部の骨密度とし，複数部位で測定した場合には

より低い％値または SD 値を採用すること，腰椎においては L1〜L4 または L2〜L4 を基準値とすることとなった．ただし，高齢者において，脊椎変形などのために腰椎骨密度の測定が困難な場合には大腿骨近位部骨密度とすること，大腿骨近位部骨密度には頸部または total hip（total proximal femur）を用いること，これらの測定が困難な場合は橈骨，第 2 中手骨の骨密度とするが，この場合は％のみ使用することが記載されている．

QUS（qoantitative ultrasound，超音波骨密度測定法）は，骨折リスクを予測し，骨密度と相関関係はあるものの骨密度そのものを測定しているわけではない．また，QUS は骨粗鬆症のスクリーニングの検査法として有用性が報告されており，骨塩定量検査の保険適応を有しているが，いまだ確定診断の方法として確立しているとはいえないとして診断基準への記載は見送られた[4]．

踵骨を測定する超音波骨密度測定，第 2 中手骨の X 線写真による改良 MD（microdensitometry）法（CXD 法・DIP 法）と橈骨の DXA（dual-energy X-ray absorptiometry）法は，多人数の検診を実施する場合，短時間ですむ利点がある．骨検診の骨密度測定ではそれぞれの測定法の問題点や限界を知ったうえで，測定値の評価をすることが必要である．

4．X 線検査による骨折の評価

原発性骨粗鬆症の診断基準（2012 年度改訂版）では骨密度が若年成人（20〜44 歳）平均値（young adult mean: YAM）の 80％未満で，X 線像で脊椎椎体・大腿骨頸部・橈骨遠位端・肋骨・上腕骨・骨盤に非外傷性骨折を認めた場合原発性骨粗鬆症と診断する．脊椎椎体骨折の定量的評価法（quantitative morphometry: QM）は，椎体の前縁高（A），中央高（C）と後縁高（P）の測定を行い，C/A，C/P のいずれかが 0.8 未満，または A/P が 0.75 未満の場合を椎体骨折と判定する．椎体全体の高さが全体的に減少する場合（扁平椎）には，判定椎体の上位または下位の A，C，P よりそれぞれ 20％以上減少している場合を圧迫骨折とする．ただし臨床的に新鮮な骨折例で X 線写真上明らかに骨皮質の連続性が絶たれたものは，上記の変形

に至らなくても圧迫骨折としてもよい．

椎体骨折評価の新しい基準（2012年度改訂版）では，従来のQM法に半定量的評価法（semiquantitative method: SQ法）併記することになった．また，X線像の読影で椎体の傾斜や椎体の立体構造を考慮することが重要であることと，MRIによる評価が付記された[5]．

5. 骨代謝マーカー

ヒトの骨では，破骨細胞が古い骨を破壊して吸収する骨吸収と，破壊された場所に骨芽細胞が新しい骨を作る骨形成が行われており，この作用を骨代謝と呼ぶ．骨代謝マーカーは将来の骨密度（bone mineral density: BMD）と骨質の評価に有用で，将来の骨折リスクを予測することと骨吸収抑制薬などの薬物の有効性を評価することが可能である．

骨代謝マーカーは，骨形成マーカー，骨吸収マーカー，骨マトリックス関連マーカーに分類される．

骨形成マーカーには，骨型アルカリホスファターゼ（BAP），アルカリホスファターゼ（ALP），1型プロコラーゲン-N-プロペプチド（P1NP），低カルボキシル化オステオカルシン（ucOC）がある．

骨吸収マーカーは，血液と尿で測定される．血清骨吸収マーカーは，骨型特異的酒石酸抵抗性酸性ホスファターゼ（TRACP-5b），1型コラーゲン架橋C-テロペプチド（CTX），1型コラーゲン架橋N-テロペプチド（NTX）がある．また，尿中骨吸収マーカーとして，1型コラーゲン架橋C-テロペプチド（CTX），1型コラーゲン架橋N-テロペプチド（NTX），デオキシピリジノリン（DPD）がある．

骨マトリックス関連マーカーは骨折リスクを反映するマーカーとして注目されている．低カルボキシル化オステオカルシン（ucOC），AGE（糖化最終産物）の1つであるペントシジン，葉酸およびビタミンB_{12}・B_6の代謝に関与するホモシステイン（HCY）が分類される[6]．

骨代謝マーカーと骨密度との関係は認められているが，関連は弱いものしか確認されていない．このため骨粗鬆症のスクリーニングに骨代謝マーカー

を使用することはできない．

骨代謝マーカーは治療方針の決定と一部の薬物のより早期の治療効果の判定に利用されている．

6. 血液と尿の検査

骨代謝に影響を与える甲状腺機能亢進症，関節リウマチなどの疾患やステロイド剤などで併発する続発性骨粗鬆症と多発性骨髄腫，悪性腫瘍の骨転移などの骨粗鬆症類縁疾患を除外するために，また原発性骨粗鬆症を確定診断するために血液と尿の検査が必要である．原発性骨粗鬆症では血清カルシウム・リン値は基準値内で，アルカリホスファターゼ（ALP）は基準値内か軽度上昇する．高 Ca 血症を認めた場合は，副甲状腺機能亢進症や悪性腫瘍などを鑑別する．

骨の強度は骨密度が約 70 ％，骨質が 30 ％関与している．骨質は骨微細構造の変化，コラーゲンの劣化とコラーゲン架橋の老化〔酸化や糖化によって誘導される終末糖化産物（advanced glycation end products: AGEs）〕，微細損傷，ハイドロキシアパタイトの結晶度性状などの因子からなる．

骨質因子の 1 つであるコラーゲンは，加齢に伴い酸化ストレスや糖化反応によってコラーゲン架橋の病的老化が進み，コラーゲン架橋はしなやかさを失い硬くて脆い状態へ変化し骨の脆弱性をもたらす．コラーゲン架橋の病的老化による骨脆弱性の予測マーカーとして血中もしくは尿中ペントシジン測定や血中ホモシステイン測定が有用である[7]．

C 骨検診の結果に基づくフォローアップについて

健康増進法に基づく骨検診は骨粗鬆症を診断するためのものでなく，検診結果に基づきフォローアップすべき集団を特定するために有用である．

検診結果より，YAM が 80 ％未満の「要精検」群，YAM が 80 ％以上 90 ％未満と YAM90 ％以上で骨粗鬆症の危険因子のある「要指導」群，YAM が 90 ％以上で骨粗鬆症の危険因子がない「異常なし」群の 3 群に分けてフォローアップする．

1.「異常なし」と判定された群のフォローアップ

骨粗鬆症の罹患年齢を遅らせることを目標にフォローアップする．

女性の場合，40歳頃までに骨検診を受け，骨量頂値と思われる骨密度を把握しておく．閉経後の女性は骨密度が急速に低下するため，骨検診を受けて骨密度低下の評価を行う．YAM値90％以上で骨粗鬆症の危険因子がない女性群は，2年に1度の骨検診をすすめ，閉経後の女性は1年に1度の骨検診をすすめる．

男性の場合，60歳定年時に骨検診を受け骨密度と骨粗鬆症の危険因子を評価して保健指導を受ける．70歳以上の男性は，1年に1度定期的に骨検診を受け骨折予防と骨・関節・筋肉などの運動器の健康保持に努める．

2. 軽度異常者群のフォローアップ

骨検診でYAMが80％以上90％未満およびYAM90％以上で骨粗鬆症の危険因子がある受診者は「要指導」群である．YAM値80％未満で骨折危険因子と脆弱性骨折がない群およびYAM値80％以上で骨折危険因子があるが脆弱性骨折がない群を併せて，軽度異常者群としてフォローアップする．

骨検診で軽度異常者群は，1年に1度骨検診を受け，栄養摂取，運動実践，禁煙，過度なアルコール飲酒，転倒予防などの骨折危険因子の保健指導を受け生活習慣を変容させることを目標にする．閉経後女性でYAM値80％未満群は骨密度が急速に低下するため，骨代謝マーカーを測定して骨代謝回転を評価し高代謝回転の場合，半年後に骨検診を実施して積極的に介入することが望ましい．

3. 要治療群のフォローアップ

骨検診でYAMが80％未満の「要精検」群において，脆弱性骨折ある群，75歳未満で脆弱性骨折はないがFRAXが15％以上の群，骨密度がYAMの70％以下または−2.5SD以下の骨粗鬆群は薬物治療の適応がある．

骨折予防，脊柱・関節変形予防と健康寿命延伸の目標達成のために骨粗鬆症治療への積極的な介入が必要であり，骨粗鬆症診療を専門に行っている整

形外科・内科・婦人科の医師への受診をすすめる．女性，低骨密度，既存骨折，加齢，大腿骨頸部骨折の家族歴骨折などの骨折危険因子もつ骨粗鬆症群では，食事療法や運動療法のみでは骨折予防が困難なため，薬物療法の併用が必要である．また，骨折予防のために転倒予防も重要で転倒防止にはバランス訓練を取り入れた運動療法が有効である[8]．

■文献
1) 杉本利嗣, 他. 生活習慣病骨折リスクに関する診療ガイドライン. 東京: ライフサイエンス出版; 2011. p.2-5.
2) 折茂 肇, 他. 骨粗鬆症の予防と治療のガイドライン 2011 年版. 東京: ライフサイエンス出版; 2011. p.54-5.
3) Siminoski K, et al. Accuracy of height loss during prospective monitoring for detection of incident vertebral fractures. Osteoporos Int. 2005; 16: 403-10.
4) 原発性骨粗鬆症の診断基準 (2012 年度改訂版). Osteoporosis Japan. 2013; 21: 9-21.
5) 森 諭史, 他. 椎体骨折評価基準 (2012 年度改訂版). Osteoporosis Japan. 2013; 21: 25-32.
6) 日本骨粗鬆症学会骨代謝マーカー検討委員会. 骨代謝マーカーの適正使用ガイドライン (2012 年版) に準拠した骨代謝マーカー早わかり Q & A. 東京: ライフサイエンス出版; 2013. p.24.
7) 斎藤 充. ペントシジンおよびホモシステイン測定の臨床的意義. Geriatric Medicine. 2008; 46: 875-9.
8) 荻野 浩. 骨粗鬆症の標準的治療. 日本整形外科学会雑誌. 2010; 84: s653.

〈菱沢利行〉

29 視力・眼圧・眼底検査異常のフォローアップ

▶はじめに

　日本病院会の人間ドックの眼科領域の検査項目は視力，眼圧，眼底の3項目である[1]．眼科健診は高血圧，動脈硬化，糖尿病などの全身病の一部分症状としての異常所見を発見すると同時に眼科疾患の発見に重要な意義をもつ．全身的疾患の眼合併症は全身的疾患がある程度進行しなければ，眼症状としてみられないものである．

　眼科領域においては身体障害者の視覚障害の原因別頻度[2]は平成16（2004）年度からは緑内障，糖尿病網膜症，網膜色素変性，加齢性黄斑変性，高度近視の順であり，このうち網膜色素変性を除けば早期発見が失明予防につながるように現在なってきている．特に高齢者で失明の原因となる緑内障，加齢性黄斑変性は眼科健診で発見できることが多く眼科健診の重要性は大である．緑内障，加齢性黄斑変性は加齢とともに患者数は増加する疾患であり，現在のように男性79歳，女性86歳の平均寿命の時代では早期に発見することが重要である．この2つの疾患を発見する意味でも眼科健診の意義はますます重要性を帯びてくる．現在，会社で行われている健診や人間ドック健診で行われている，視力・眼圧・眼底検査の項目別にこれらの検査結果の異常とその後の対応につき述べる．

A 視 力

　視力測定にはランドルト環指標を用いる．右眼，左眼の裸眼視力を測定する．裸眼視力が1.0未満の場合には眼鏡またはコンタクトレンズ装用にて1.0以上あれば問題はない．健診では裸眼視力が0.7未満あるいは被検者の眼鏡，あるいはコンタクトレンズ装用にても0.7未満の場合は眼科受診を勧める．視力測定の結果で視力が0.7未満の場合では若年者では近視，遠視，

乱視などの屈折異常が最も多い．特に会社に就職したばかりの若い年齢層でコンピュータをみる仕事の多い職種では裸眼視力の低下をみることが多く，調節緊張による視力低下や近視が多い．高齢者では屈折異常の他に白内障，加齢性黄斑変性などが考えられる．白内障の場合は，矯正視力が 0.7 未満であると日常生活に不便をきすことが多いので手術を勧める．加齢性黄斑変性は従来では効果のある治療法がなかったが，近年蛍光眼底造影検査や OCT（光干渉断層計）による検査法の進歩と光線力学療法や抗 VEGF 抗体の眼内注入などにより治療が可能になってきている．

B 眼圧

眼科健診に使用される眼圧計は非接触眼圧計が用いられる．現在眼科医が日常使用する眼圧計は Goldmann 眼圧計が多いが，集団検診ではいちいちチップを取り替えるのは困難であり，伝染性の疾患の感染の危険もあるので，非接触性の空気眼圧計が使用される．Goldmann 眼圧計に比較して，ややデータにばらつきが多いので 3 回測定しその平均値をとることが多い．眼圧の測定値が 10〜20mmHg が正常範囲である．21mmHg 以上ある場合は眼科受診を勧める．高眼圧症，緑内障の疑いがあるので，眼底検査，視野検査が必要となる．また眼圧測定では，最近行われるようになった近視矯正手術（レーシック）を受けた眼では眼圧が低値となるので注意を要する．この場合は眼底検査が緑内障を発見する場合より重要となる．眼圧が 21mmHg 以上の場合は緑内障が疑われるが，視野にも眼底にも異常を認めない高眼圧症も存在する．また眼圧が正常範囲内にあっても緑内障であることも多いので，眼圧のみで緑内障の診断はできない．

C 眼底検査

健診で使用されている眼底カメラは無散瞳カメラが多い．眼底で視神経乳頭と黄斑部がきちっと写っていて血管にピントが合っていることを確認して，視神経乳頭，網膜血管，黄斑部を含む網膜に異常がみられないかを観察する．全身的な疾患に関連して高血圧性変化（表 1），網膜動脈硬化性の変

表1 高血圧性変化（H）

区分	細動脈狭窄	口径不同	網膜出血, 白斑乳頭浮腫
I	わずかに認める ことに第2分枝以下	なし	なし
II	狭細著明	口径不同	なし
III	上記の変化さらに著明		網膜出血, 白斑
IV	上記の変化さらに著明		網膜出血, 白斑乳頭浮腫

表2 動脈硬化性変化（S）

区分	細動脈反射	口径不同
I	拡大増強わずかに認める	軽微
II	著明	軽微
III	銅線動脈	一層著明
IV	銀線動脈	一層著明

表3 糖尿病網膜症の眼底変化

1）単純網膜症	毛細血管瘤 出血（点状, シミ状） 硬性白斑, 網膜浮腫
2）前増殖性網膜症	上記に加えて, 綿花様白斑, 線状出血 高度の静脈変化 網膜内毛細血管異常
3）増殖性網膜症	上記に加えて, 新生血管, 線維性増殖 網膜前・硝子体出血 牽引性網膜剥離

化（表2），糖尿病性変化（表3）が現れていないかをチェックする．高血圧性変化，網膜動脈硬化性変化 II 度以上であれば内科に紹介する．糖尿病変化が眼底に現れている場合は内科を受診していない場合には内科へ直ちに紹介する．単純網膜症の場合は血糖のコントロールが落ち着いていれば6カ月に1度の眼底検査でよいが，血糖のコントロールが悪く HbA1c（JDS値）が7以上の場合は3カ月に1回の眼底検査が必要である．前増殖性網膜症，増殖性網膜症では内科的な糖尿病のコントロールとともに眼科的な治療が必要である．

加齢性黄斑変性の前段階で観察される眼底後極部のドルーゼは矯正視力が良好で変視症がなければ経過観察で十分である．黄斑部に変性が認められれば眼科医の精密検査が必要である．眼科領域で眼底検査は緑内障の診断に欠かせない重要な検査である．緑内障診断に重要な眼底検査で観察する項目は6つあり，視神経乳頭の形状，視神経乳頭の陥凹の形状，視神経乳頭辺縁部の形状，視神経乳頭出血，乳頭周囲網脈絡萎縮，網膜神経線維層欠損である．視神経乳頭陥凹の拡大は重要なサインであり，陥凹乳頭径比（cup-to-disc ratio，C/D比）とリム乳頭径比（R/D比）は緑内障の診断に役立つ．C/D比が0.7以上である場合，乳頭の上極もしくは下極のR/D比が0.1以下の場合は緑内障が考えられる．また視神経乳頭出血，乳頭周囲網脈絡萎縮，網膜神経線維層欠損がある場合は緑内障の疑いが濃い．日本緑内障学会の緑内障診療のガイドライン[3]によれば「緑内障は，視神経と視野に特徴的変化を有し，通常，眼圧を十分に下降させることにより視神経障害を改善もしくは抑制しうる眼の機能的構造的異常を特徴とする疾患である．」と緑内障は定義されている．このように緑内障の定義からは眼圧の高値のみでは緑内障の診断はできず，眼底検査，視野検査が重要である．したがって眼底検査の結果，前述の6項目のうち視神経乳頭陥凹の拡大やそれに伴う他の項目がみられる場合は必ず視野の検査を勧める必要がある．

　2002年に日本緑内障学会多治見緑内障疫学調査（多治見スタディー）[4]によると住民40歳以上を対象として，多治見市の年齢別人口構成をもとに補正したところ，原発開放隅角緑内障が0.3％，正常眼圧緑内障が3.6％，閉塞隅角緑内障が0.6％，続発性緑内障が0.5％であり，緑内障全体では5％であり，40歳以上の20人に1人が緑内障という結果が得られた．

　現在，眼科一般健診では視野検査はないので，緑内障の発見には眼底検査の重要性が増す．緑内障は初期には自覚症状はほとんどなく，自覚症状が出てからでは治療が困難である．自覚症状が出現し眼科を受診するのは，高齢者が多い．現在身体障害者の視覚障害の1位を占める緑内障による失明を食い止めるためにも初期のうちに緑内障を発見し治療につなげていくことが重要であり，そのためには眼底検査の重要性を強調しておきたい．最も頻度

が多い正常眼圧緑内障や開放隅角緑内障では早期に発見すれば現在，点眼による薬物療法が行われ，薬物治療の効果がないときにはレーザー治療や手術療法が行われており，失明の危険性が少なくなる．

■文献
1) 田村政紀. 平成7年度総合健診施設調査表集計報告. 日健診誌. 1996; 23: 410-6.
2) 小口芳久. わが国の視覚障害者の現況. 眼科. 2008; 50: 943-4.
3) 日本緑内障学会. 緑内障診療ガイドライン. 第3版. 日眼会誌. 2012; 116: 1-46.
4) 日本緑内障学会. 多治見市眼科検診報告会配布資料. 2002. p.1-8.

〈小口芳久〉

30 聴力検査異常のフォローアップ

▶はじめに

　人間ドックを含めて一般の健康診断（健診）で行われる聴覚機能の最も基本的な検査法が聴力検査である．一般の健診では選別聴力検査とよばれる聴力検査を行うが，選別聴力検査の目的は聴力正常か，あるいは何らかの難聴があるかを効率よく，かつ確実に選別することであり，難聴の原因や種類を特定する検査ではない．近年の高齢化によって健診・人間ドックの対象も高齢者が増えており，選別聴力検査で何らかの聴覚機能の異常が疑われることが多くなっている．

　本稿では健診における選別聴力検査で異常が認められた場合のフォローアップを中心に，その対応に関して解説する．

A　選別聴力検査

　選別聴力検査の詳細は「健診・人間ドックハンドブック[1]」を参照されたいが，選別聴力検査は新生児や乳幼児を対象とするもの，就学前または就学児童を対象とするもの，そして労働者の健診や一般の人間ドックでの成人を対象とする検査に分類される．新生児や乳幼児を対象とする検査では成人で行われている聴覚心理学的な聴力検査は不可能であり，使用する検査機器，検査方法も特殊である．本書は「健診・人間ドック」が対象であることから，以下は成人を対象とする聴力検査で異常が認められた場合に限定して解説する[2]．

　我々の聴覚は20Hzから20,000Hzまで広い周波数の音を聞き分ける機能を有している．しかし，100Hz以下の低周波数音および8,000Hz以上の高周波数音は会話をはじめとする生活音としての重要性は低いため，一般的な聴力検査では125Hz～8,000Hzの聴力を測定することになっている．聴覚

表 1　検査周波数と音圧

検査周波数	1,000Hz	4,000Hz
学校健診	30dB	25dB
雇入れ時健診	30dB	30dB
その他の健診	30dB	40dB

学童の選別聴力検査は学校保健法で規定されており，4,000Hz が 25dB と厳しくなっている．

　は騒音などの生活環境や加齢による影響を受けやすく，騒音による影響は 4,000Hz 前後の音の聞き取りの障害（c5-dip）から始まり，進行とともに 2,000〜8,000Hz にも難聴が及ぶようになる．一方，加齢による老人性難聴は高周波域から難聴が進行するのが特徴であり，8,000Hz から徐々に低い周波数域に難聴が波及する．また，日常会話に影響する音の周波数は 1,000Hz を中心に 500Hz〜2,000Hz までである．このような特徴から，選別聴力検査では何らかの難聴があるかを効率よく，かつ確実に選別するために，会話音の代表周波数として 1,000Hz，騒音や加齢の影響のスクリーニングのための周波数として 4,000Hz の聴力を測定する（表1）．

B 純音聴力検査

　選別聴力検査で異常と判定された場合には，難聴の程度の精査，および原因の特定，何らかの対応の必要性を検討するために，純音聴力検査（pure-tone audiometry）を行う必要がある．検査は防音室でオージオメータを用いて行う．一般的な検査周波数は 125Hz からオクターブ間隔で 8,000Hz までの 7 周波数で，小さな音から少しずつ（5dB）音を大きくして，非検者が聞こえ始める音圧を求める．各周波数で求めた音圧をグラフ上にプロットしたものがオージオグラム（audiogram）である．規定の防音環境で検査を行った場合，20dB の純音が聞き取れる場合を正常聴力と判定する．

　純音聴力検査には気導検査と骨導検査とがある．気導検査は選別聴力検査と同様のヘッドフォンを用いて実際に外耳道から入力される音の聞こえのレ

ベルを検査するが,骨導検査は特殊な骨導受話器を用いて側頭部の頭蓋骨を振動させ,この振動が直接内耳に到達して聞こえるレベルを検査する.すなわち,気導検査により測定した気導聴力レベルによって聴力が正常か,またはどの程度の難聴があるかを判定し,骨導検査によって測定した骨導聴力レベルと気導聴力レベルとを比べることによって,難聴が外耳・中耳の障害によるか,または内耳の障害によるのかが診断される.

C 難聴の程度

　難聴の程度を判定するために平均聴力レベルを求める.聴力レベルは dB（デシベル）という単位で示される.身体障害者の認定などの際に用いられる平均聴力レベルは,会話音の周波数から,会話域四分法平均聴力レベル〔a（500Hz）＋2xb（1kHz）＋c（2kHz）〕/4（dB）を用いることが多い〔a（500Hz）,b（1kHz）,c（2kHz）は各周波数における聴力レベルを意味する〕.平均聴力レベルが 20dB 以下を平均聴力,20〜40dB を軽度難聴,40〜70dB を中等度難聴,70〜90dB を高度難聴,90dB 以上を重度難聴と分類するのが一般的である.両耳の平均聴力レベルが 70dB 以上の場合,身体障害者 6 級に認定され,同じく 80dB 以上で 4 級,90dB 以上で 3 級,100dB 以上で 2 級になる.6 級に相当する 70dB という基準は 1 対 1 で会話する 40cm の距離で発声された言葉が聞き取れないレベルであり,日常会話のためには補聴器が必要となる.一方で,選別聴力検査での検査音 30〜40dB の音が聞き取れない場合は中等度以上の難聴が疑われ,その程度によっては一般業務に支障をきたす場合もあるため,個別の生活環境,業務内容によって何らかの対応が必要かどうかを検討することになる.

D 難聴の障害部位

　純音聴力検査を行うことによって難聴の障害部位診断が可能になることも重要である.気導聴力レベルと骨導聴力レベルに乖離がある場合は伝音難聴が疑われ,その障害部位は外耳または中耳となる（図 1）.一方,気導聴力レベルと骨導聴力レベルがほぼ同じである場合は感音難聴と診断され,その

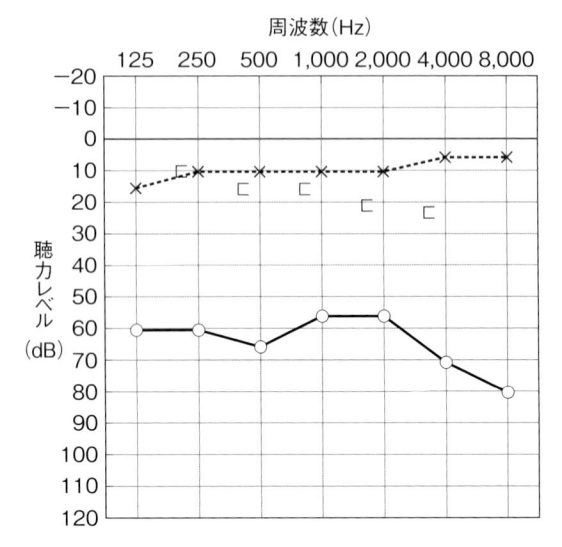

図1 伝音難聴のオージオグラム
○は右耳，×は左耳の聴力レベルを意味する．逆コの字は右耳の骨導聴力レベルを意味しており，右耳の気導聴力レベルと骨導聴力レベルが乖離していることがわかる．右平均聴力レベルは約60dBであり，中等度の伝音難聴である．

障害部位は内耳となる（図2）．中耳炎によって生じる難聴に代表される伝音難聴は鼓室形成術などの聴力改善手術で回復が期待できるが，多くの感音難聴は難治性であり，その対応は慎重に考えるべきである．健診の選別聴力検査で指摘されるような感音難聴は慢性的に進行しているものが多く，これらの慢性感音難聴では根本的治療法が確立されていないため，今後の難聴の進行を予防するために定期検査あるいは進行する場合には何らかの予防的措置を講じる必要がある．一方，急に発症する突発性難聴やメニエール病，聴神経腫瘍などが原因の急性感音難聴は，発症時の自覚症状により医療機関を受診することが多く，一般に健診で発見されるものではない．いずれにしても急性感音難聴の場合は早期の治療および原因の鑑別診断のためのMRIなどの精密検査が必要である．

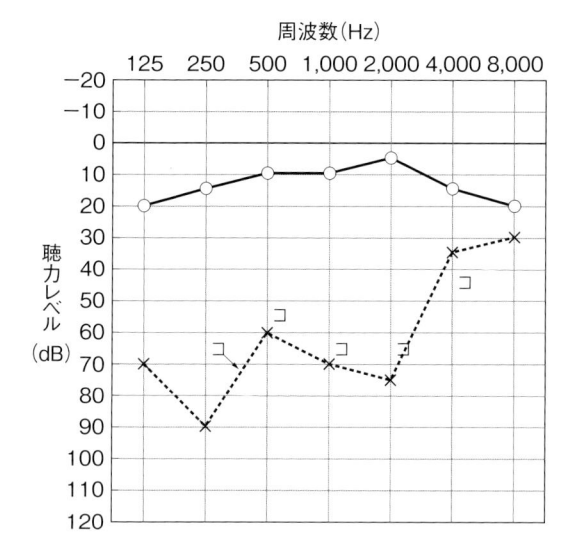

図2 感音難聴のオージオグラム
○は右耳，×は左耳の聴力レベルを意味する．コの字は左耳の骨導聴力レベルを意味しており，左耳の気導聴力レベルと骨導聴力レベルはほぼ同じレベルである．左平均聴力レベルは約70dBであり，中等度〜高度の感音難聴である．

E フォローアップ

　選別聴力検査で異常を認めて純音聴力検査で診断される難聴の多くは騒音性難聴や加齢性難聴など，回復が期待できない難聴である．したがって，毎年，選別聴力検査を行っても同じような異常が検出され，やはり純音聴力検査が必要になる．純音聴力検査を行うことができる施設では，選別聴力検査は省略して純音聴力検査で難聴の進行の有無を確認するフォローアップが望ましい．純音聴力検査を行うことができない施設では，かかりつけの耳鼻咽喉科で定期的に検査を受けるように指導する．

▶まとめ

　健診・人間ドックの目的の一つは疾患の早期発見である．健診で発見される聴覚障害の多くは現時点では根本的治療法がない慢性感音難聴であり，特に予防が重要な騒音性難聴などでは早期に発見して難聴の進行を予防する必要がある．選別聴力検査で異常が認められた場合には純音聴力検査を行い，難聴の程度と障害部位の診断を行い，難聴に対する対応を検討する必要がある．今後，慢性感音難聴の進行を確実に予防できるようになれば健診・人間ドックでの聴力検査の意義はきわめて大きいといえる．

■文献
1) 小川　郁．耳鼻科健診（難聴と耳鳴）．In: 日野原重明，監修．健診・人間ドックハンドブック．3版．東京: 中外医学社; 2008. p.274-79.
2) 調所広之．選別聴力検査．In: 日本聴覚医学会，編．聴覚検査の実際．3版．東京: 南山堂; 2009. p.101-9.

〈小川　郁〉

索　引

■あ行

アルポート症候群	139
アロプリノール	120
アンジオテンシンⅡ受容体拮抗薬	122
アンジオテンシン変換酵素阻害薬	122
悪性リンパ腫	170
インスリン拮抗ホルモン	115
インスリン作用	113
インスリン注射	113
インスリン分泌低下	113
インターフェロン	81, 82
胃底腺ポリープ	169
1型糖尿病	112
一次止血	52
一酸化窒素	109
ウロビリノーゲン	141
運動処方	16
運動療法	16, 29
エリスロポエチン	134
エルシトニン	132
炎症マーカー	62
オージオグラム	218
黄疸	141
横紋筋融解症	127, 138, 140

■か行

カテーテルアブレーション	87
カテゴリー分類	101, 186
カルチノイド腫瘍	169
カルバマゼピン	126
カンジダ性食道炎	167
がんマーカー	63
加齢性黄斑変性	212
家庭血圧	33
過形成性ポリープ	169
開放隅角緑内障	216
潰瘍	168
核酸アナログ剤	81
喀痰細胞診	176
肝機能検査	69
肝血管腫	163
肝臓線維化	83
肝糖取り込み率	115
肝糖放出率	115
冠動脈CT	96
冠動脈疾患	94
感音難聴	219
眼圧	212, 213
眼底	212
眼底検査	213
気管支鏡検査	176
起立性蛋白尿	135
基礎代謝	31
既存骨折	206
偽性血小板減少	54
偽性Bartter症候群	128
喫煙者	173
逆流性食道炎	167
急性相反応物質	59
狭心症	94
胸痛	94

胸部 CT	174	行動科学	10
胸部 X 線写真	172	行動変容	8, 11, 18
胸腹水	125	抗血小板療法	191
境界域梗塞	192	抗甲状腺抗体	202
筋・脂肪組織の糖取り込み率	115	抗利尿ホルモン不適合分泌	
クエン酸ナトリウム	56	症候群	126
クラウド化	16	降圧目標	34
グリコアルブミン	112	高感度 CRP	63
経過観察	7	高眼圧症	213
経口ブドウ糖負荷試験	112	高血圧	119
経皮的血管形成術/ステント		高血圧基準	34
留置術	195	高血圧治療ガイドライン 2009	33
携帯型自動血圧測定計	33	高尿酸血症	118
頸動脈内膜剥離術	195	骨強度	205
頸部動脈狭窄	195	骨質	205
頸部動脈閉塞	195	骨髄増殖性疾患	56
血管内皮機能検査	107	骨粗鬆症の予防	205
血色素尿症	140	骨代謝マーカー	208

■さ行

血小板減少	52		
血小板増加	52		
血栓予防治療	88	サーバー管理	15
血流依存性血管拡張反応	109	サイアザイド利尿薬	126, 127
結節性甲状腺腫	199, 203	細胞診	187
検査前確率	94	在宅遠隔監視	19
健診センター	5	撮影体位	173
顕微鏡的血尿	142	酸性尿	123
疾患	143	ジェノタイプ	78, 82
診断	144	ジギタリス中毒	128
原発性肝がん	83	子宮頸がん検診	178
原発性骨粗鬆症	206	子宮頸部擦過細胞診	178
減量	27	糸球体性血尿	145
減量維持	31	脂質異常症	99
甲状腺悪性腫瘍	203	視神経乳頭陥凹の拡大	215
甲状腺機能亢進症	201	視力	212
甲状腺機能低下症	201	自己効力感	13
甲状腺疾患	198	自由行動下血圧	34
甲状腺腫	198	受診勧奨	7

純音聴力検査	218	前立腺がん発見率	150
上部消化管 X 線検査	166	前立腺がん罹患率	154
食道裂孔ヘルニア	167	総合健診	2, 22
心血管事故	121	騒音性難聴	221
心室性期外収縮	86	増殖性病変	188
心房細動	87	増殖性網膜症	214
心理的な負担感	12	臓器障害	35
浸透圧性脱髄症候群	126	続発性骨粗鬆症	206

■た行

針生検	187		
深部皮質下白質高信号	192		
診察室血圧	36	タコイボびらん	169
腎性糖尿	141	多発性骨髄腫	137
腎尿細管性アシドーシス	128, 136	体脂肪率	28
腎嚢胞	164	体重変動	28
スキルス	168	体重のモニタ	31
スピロノラクトン	128	大腸がん	156
推算 GFR	132	大腸がん検診	156
膵嚢胞性病変	160	大腸内視鏡検査	157, 158
セルフモニタリング	13, 18	大腸ポリープ	158
セロコンバージョン	79	大脳白質病変	192
正常眼圧緑内障	216	単純網膜症	214
生活改善	4	蛋白質制限	133
生活習慣の修正	35	中枢気道	176
生理的蛋白尿	137	中枢性塩類喪失症候群	126
精度管理	166	超音波検査	186, 203
脆弱性骨折の危険因子	205	痛風	118
脊椎椎体骨折	207	痛風結節	120
石灰化	188	デュタステリド	151
赤沈	64	低血圧	37
赤血球円柱	140	低線量 CT 検査	174
赤血球増加症	42	低 Na 血症	125
積極的支援	9	転倒予防	210
腺腫	169	伝音難聴	219
選別聴力検査	217	トリアージ	182
前増殖性網膜症	214	糖尿病性血管障害	112
前立腺がん検診アルゴリズム	153	糖尿病網膜症	214
前立腺がん診療ガイドライン	152	糖のながれ	115

頭蓋内脳動脈狭窄	194
頭部・頸部 MRA	191
頭部・頸部 MRI	191
頭部エコー	191
動脈硬化性疾患	102, 107
動脈硬化性疾患予防ガイドライン	110
動脈硬化マーカー	62
動脈脈波速度	107
特定保健指導	7
特発性血小板減少性紫斑病	54
突発性難聴	220

■な行

ナットクラッカー現象	139
内頸動脈狭塞	192
内臓脂肪	27
難聴	217
2 型糖尿病	112
二次性高血圧	35
肉眼的血尿	139
乳がん検診	185
尿潜血反応	142
尿沈渣	142
尿糖	114
尿ビリルビン	141
尿路結石	120
尿路上皮がんの危険因子	144
人間ドック	2, 22
認知機能検査	191
認知機能障害	194
脳ドック	191
脳室周囲高信号	192
脳卒中の危険因子	191
脳動静脈瘤奇形	196
脳浮腫	125

■は行

バーチャルナビゲーション	177
ハイブリッドキャプチャー 2	182
バセドウ病	202
バレット上皮	167
パニック値	57
肺門部肺がん	176
橋本病	202
白血球円柱	140
白血球減少症	45
白血球増加症	47
ヒトパピローマウイルス	178
ビスホスホネート	132
ビタミン C	139
びまん性甲状腺腫	199
比較読影	172
非糸球体性血尿	145
診断手順	145
被曝線量	174
菲薄基底膜病	139
脾腫	57
微小脳出血	194
標本の適正・不適正	178
貧血	38
フィナステリド	151, 154
フォローアップ	7
ブコローム	123
プレドニゾロン	132
プロベネシド	123
浮腫	125
負荷心エコー	96
負荷心筋血流シンチグラフィ	96
負荷心電図	94
腹囲	28
腹部超音波がん健診基準	164
腹部超音波検査	160

分水嶺梗塞	192	リバウンド	31
ヘパリン	56	リバビリン	82
ベセスダシステム	178	利尿薬	122
ペグインターフェロン	82	緑内障	213
ペントシジン	208	レートコントロール	89
平滑筋腫	167	レムナント	104
閉塞性動脈硬化症	109	老人性難聴	218
便潜血検査	158		
便潜血反応	157, 156		

■A

ABI (ankle brachial index)	109
AFP	84
ALP	74
ALT	71
ASC (atypical squamous cells)	181
ASC-US	181
ASO	109
AST	71

ホームヘルスケア	19
ポピュレーションアプローチ	9
ホモシステイン	208
保健指導	7
本態性血小板血症	56
本態性低血圧	37

■ま行

マルチスライス CT	107
マンモグラフィー	186
麻痺性イレウス	127
末期腎不全	119
未破裂脳動脈瘤	196
無関心期	13
無症候性脳出血	194
無症候性ラクナ梗塞	191
無痛性甲状腺炎	202
メタボリックシンドローム	119, 133
メニエール病	220
目標設定	12

■B・C

Bence Jones 蛋白	137
Brugada 症候群	90
CAG	97
CAS	195
CEA	195
CEA 危険因子	195
CHADS2 スコア	88

■D・E

DCCT	116
deep and subcortical white matter hyperintensity (DSWMH)	192
DTS (Duke treadmill score)	94
EDTA 塩	55
EGF 受容体遺伝子変異	176

■や・ら行

予防医学	4, 15
溶血	138
リアルタイム PCR 法	78
リスク	185
リスク病変	189
リズムコントロール治療	89

■F

F/T 比	153

FAD	188	NPO 日本消化器がん検診精度	
FMD	109	管理評価機構	166
FRAX	206	■O・P	
free/total PSA 比	151		
Friedewald の式	99	OGTT	114
■G・H		periventricular hyperintensity	
		(PVH)	192
γ-GTP	75	PHR (personal health record)	18
GIST (gastrointestinal stromal		PIVKAII	84
tumor)	167, 169	pretest probability	94
Gitelman 症候群	129	PSA カットオフ値	149
HSIL	181	PSA パラメーター	150
HbA1c	112	PSA フォロー計画	152
HBe 抗原	78	PWV	107
HBe 抗体	78	■S	
HBV・DNA	78, 80		
hCG	202	SAPPHIRE 研究	195
HPV	178	SIADH	126
■I・L		■T	
IgA 腎症	139	total PSA	149
L-SIL	183	TRAb	202
LDL アフェレーシス	138	TSH	202
■M・N		TSH 受容体抗体	202
MALT リンパ腫	170	■U・W・Y	
MDCT	107	UKPDS	116
negative predictive value (NPV)	97	Web MAPS システム	17
NIPPON DATA80	101	YAM	206
non-HDL-C	100		

人間ドック健診フォローアップ
ハンドブック ©

発　行	2011年2月1日　1版1刷
	(改訂改題)
	2014年2月1日　2版1刷

編著者　小川哲平
　　　　田村政紀

発行者　株式会社　中外医学社
　　　　代表取締役　青　木　　滋

　〒162-0805　東京都新宿区矢来町62
　電　話　　(03)3268-2701(代)
　振替口座　　00190-1-98814番

印刷・製本/三和印刷(株)　　＜KS・YT＞
ISBN978-4-498-01213-4　　Printed in Japan

JCOPY ＜(社)出版者著作権管理機構 委託出版物＞
本書の無断複写は著作権法上での例外を除き禁じられています．
複写される場合は，そのつど事前に，(社)出版者著作権管理機構
(電話 03-3513-6969, FAX 03-3513-6979, e-mail: info@jcopy.
or.jp) の許諾を得てください．